AF649279

Ratgeber Selbstverletzendes Verhalten

Ratgeber zur Reihe Fortschritte der Psychotherapie
Band 56

Ratgeber Selbstverletzendes Verhalten

Dr. Johanna Hepp, Prof. Dr. Christian Schmahl, PD Dr. Christian Stiglmayr

Die Reihe wird herausgegeben von:

Prof. Dr. Martin Hautzinger, Prof. Dr. Tania Lincoln, Prof. Dr. Jürgen Margraf,
Prof. Dr. Winfried Rief, Prof. Dr. Brunna Tuschen-Caffier

Die Reihe wurde begründet von:

Dietmar Schulte, Klaus Grawe, Kurt Hahlweg, Dieter Vaitl

Johanna Hepp
Christian Schmahl
Christian Stiglmayr

Ratgeber Selbstverletzendes Verhalten

Informationen für Betroffene und Angehörige

hogrefe

Dr. Johanna Hepp, geb. 1989. Seit 2022 Leiterin der Arbeitsgruppe Persönlichkeitspathologie und interpersonelle Prozesse am Zentralinstitut für seelische Gesundheit Mannheim.

Prof. Dr. med. Christian Schmahl, geb. 1968. Seit 2015 Ärztlicher Direktor der Klinik für Psychosomatische Medizin und Psychotherapie am Zentralinstitut für Seelische Gesundheit Mannheim und seit 2013 Professor für Experimentelle Psychopathologie an der Universität Heidelberg.

PD Dr. Christian Stiglmayr, geb. 1964. Seit 2001 Leitung der Arbeitsgemeinschaft für Wissenschaftliche Psychotherapie (AWP) in Berlin und als Psychologischer Psychotherapeut (Verhaltenstherapie) niedergelassen in einer eigenen Praxis. Seit 2010 Privatdozent an der Humboldt Universität zu Berlin.

Wichtiger Hinweis: Der Verlag hat gemeinsam mit den Autor:innen bzw. den Herausgeber:innen große Mühe darauf verwandt, dass alle in diesem Buch enthaltenen Informationen (Programme, Verfahren, Mengen, Dosierungen, Applikationen, Internetlinks etc.) entsprechend dem Wissensstand bei Fertigstellung des Werkes abgedruckt oder in digitaler Form wiedergegeben wurden. Trotz sorgfältiger Manuskriptherstellung und Korrektur des Satzes und der digitalen Produkte können Fehler nicht ganz ausgeschlossen werden. Autor:innen bzw. Herausgeber:innen und Verlag übernehmen infolgedessen keine Verantwortung und keine daraus folgende oder sonstige Haftung, die auf irgendeine Art aus der Benutzung der in dem Werk enthaltenen Informationen oder Teilen davon entsteht. Geschützte Warennamen (Warenzeichen) werden nicht besonders kenntlich gemacht. Aus dem Fehlen eines solchen Hinweises kann also nicht geschlossen werden, dass es sich um einen freien Warennamen handelt.

Bibliografische Information der Deutschen Nationalbibliothek
Die Deutsche Nationalbibliothek verzeichnet diese Publikation in der Deutschen Nationalbibliografie; detaillierte bibliografische Daten sind im Internet über http://dnb.dnb.de abrufbar.

Das Werk einschließlich aller seiner Teile ist urheberrechtlich geschützt. Jede Verwertung außerhalb der engen Grenzen des Urheberrechtsgesetzes ist ohne Zustimmung des Verlags unzulässig und strafbar. Das gilt insbesondere für Vervielfältigungen, Übersetzungen, Mikroverfilmungen und die Einspeicherung und Verarbeitung in elektronischen Systemen.

Hogrefe Verlag GmbH & Co. KG
Merkelstraße 3
37085 Göttingen
Deutschland
Tel. +49 551 999 50 0
Fax +49 551 999 50 111
info@hogrefe.de
www.hogrefe.de

Umschlagabbildung: © iStock.com / weisschr
Satz: Franziska Stolz, Hogrefe Verlag GmbH & Co. KG, Göttingen
Druck: mediaprint solutions GmbH, Paderborn
Printed in Germany
Auf säurefreiem Papier gedruckt

1. Auflage 2024
© 2024 Hogrefe Verlag GmbH & Co. KG, Göttingen
(E-Book-ISBN [PDF] 978-3-8409-3178-9; E-Book-ISBN [EPUB] 978-3-8444-3178-0)
ISBN 978-3-8017-3178-6
https://doi.org/10.1026/03178-000

Inhalt

Vorwort

Selbstverletzendes Verhalten tritt vor allem im Jugendalter und im jungen Erwachsenenalter auf. Für die Betroffenen und deren Angehörige stellt es eine große Belastung dar. Häufig bekommt das Umfeld davon wenig oder sogar gar nichts mit, und manchmal sind Selbstverletzungen auch ein Mittel der Kommunikation in schwierigen Lebensphasen.

In diesem Ratgeber beschreiben wir die verschiedenen Formen sowie die psychologischen und biologischen Hintergründe von Selbstverletzungen. Wir gehen auf die Faktoren ein, die dazu führen, dass Menschen sich selbst verletzen oder sie davon abhalten können. Neben der Regulation von Stress und Emotionen haben nichtsuizidale Selbstverletzungen häufig auch eine Funktion in der Kommunikation mit dem sozialen Umfeld, also innerhalb des Freundeskreises, in der Schule und Ausbildung oder in der Familie.

Ein besonderes Augenmerk legen wir zudem auf die sozialen Medien und wie dort über selbstverletzendes Verhalten kommuniziert wird. Weiterhin erhalten Betroffene konkrete Tipps, wie sie sich selbst helfen können bzw. wie sie Hilfe bekommen können. Schließlich beschreiben wir Behandlungsmöglichkeiten und erläutern die Bestandteile einer erfolgreichen Behandlung.

Mannheim und Berlin, Juli 2023 *J. Hepp, C. Schmahl* und *C. Stiglmayr*

1 Nichtsuizidale Selbstverletzung (NSSV) – Was ist das?

1.1 Wie äußert sich nichtsuizidales selbstverletzendes Verhalten?

Selbstverletzendes Verhalten nimmt viele unterschiedliche Formen an und wird von Betroffenen aus vielfältigen Gründen praktiziert. Zunächst sind zwei zentrale Formen der Selbstverletzung voneinander abzugrenzen: suizidale und nichtsuizidale Selbstverletzungen. Suizidale Selbstverletzungen umschließen alle selbstschädigenden Handlungen, die von Betroffenen mit dem Ziel zu sterben durchgeführt werden (z. B. Suizidversuche). Dem gegenüber steht die nichtsuizidale Selbstverletzung (NSSV), die Gegenstand dieses Ratgebers ist. Zur NSSV gehören alle selbstverletzenden Handlungen, die mit einer (unmittelbaren) Schädigung von Körpergewebe, wie z. B. Haut, einhergehen und ausdrücklich *nicht* mit dem Ziel ausgeführt werden, am Ergebnis der Selbstverletzung zu sterben (also ohne suizidale Absicht). Diese Unterscheidung ist ganz wesentlich, sie ist aber nicht immer einfach zu treffen und vielen Laien, insbesondere auch Angehörigen und Freund:innen von NSSV-Betroffenen, nicht bekannt. Daher berichten viele NSSV-Betroffene davon, dass ihr Umfeld (manchmal auch Mitarbeiter:innen im Gesundheitswesen) ihnen Suizidversuche vorwerfen, wenn eigentlich eine Selbstverletzung *ohne* Suizidabsicht vorliegt. Eine häufige Form der NSSV ist beispielweise das Schneiden mit einem Messer oder einer Rasierklinge in Arme oder Beine, ohne dass dies zum Ziel hätte, an dem Schnitt zu verbluten. Gleichzeitig kann es vorkommen, dass Betroffene die Schwere ihrer Selbstverletzung unterschätzen und, obwohl sie nicht vorhatten zu sterben, durch die Selbstverletzung in eine lebensbedrohliche Situation geraten (z. B. eine Blutung auslösen, die schwer zu stoppen ist).

Grenzfälle, bei denen die Einordnung in NSSV nicht immer ganz eindeutig ist, sind z. B. das Manipulieren von Wunden oder das Kauen von Nägeln und Nagelhaut. Sobald die Manipulation die Wunde wieder zum Bluten bringt oder eine Heilung verzögert, oder sobald Nagelhaut beginnt zu bluten oder das empfindliche Nagelbett unter dem Nagel freigelegt wird, wäre eine NSSV eindeutig vorhanden. Normales „Abkauen" der Nägel wäre nach der oben genannten Definition keine Form der NSSV, ebenso wenig das Entfernen von Grind von Wunden, die darunter bereits verheilt sind. Andere Verhaltensweisen wie Alkoholkonsum, Drogenkonsum, oder extremes Fasten können ebenfalls selbstschädigend sein, zählen jedoch nicht zur NSSV im engeren Sinne, weil sie nicht (oder nicht sofort) zu einer Schädigung von Körpergewebe führen. Ausgenommen sind auch Verhaltensweisen, die Gewebe zwar schädigen, aber aus kulturellen (oft ästhetischen) Gründen ausgeführt werden, wie beispielweise das Stechen von Tattoos oder Piercings. Die Form der NSSV, die Gegenstand dieses Ratgebers ist, muss zudem von Selbstverletzungen im Rahmen von (kindlichen) Entwicklungsstörungen abgegrenzt werden. Hier nimmt NSSV oft eine sich wiederholende, stereotype Form an (z. B. oft wiederholtes, gleichförmiges Schlagen des Kopfes auf den Boden oder sich selbst beißen) und hat andere Funktionalitäten als die Form der NSSV, die wir hier beschreiben. Zudem muss diese abgegrenzt werden von NSSV bei Personen, die unter akutem Drogen- oder Alkoholeinfluss stehen oder eine akute psychotische Episode haben, wie z. B. im Rahmen einer Schizophrenie, oder mit einer starken Intelligenzminderung. Abbildung 1 stellt einen Entscheidungsbaum zur Abgrenzung von NSSV zu anderen Formen der Selbstschädigung dar.

Auch wenn bei der einzelnen Handlung zwischen suizidaler und nichtsuizidaler Absicht unterschieden werden kann, haben NSSV-Betroffene jedoch ein höheres Risiko für Suizidversuche als nicht Betroffene.

In Befragungen großer Gruppen von Personen, die selbstverletzendes Verhalten zeigen, wurde untersucht, welches die häufigsten Methoden der Selbstverletzung sind. Betroffene gaben an, vor allem Schneiden, Verbrennen und Schlagen zur Selbstverletzung zu nutzen. Schneiden kann viele unterschiedliche Formen annehmen und bei oberflächlichen Schnitten sprechen manche auch von „Ritzen". Der Begriff wird jedoch von Betroffenen als zunehmend stigmatisierend und verharmlosend empfunden, weswegen er in diesem Ratgeber nicht weiterverwendet wird. Schnitte im Rahmen von nichtsuizidalen Selbstverletzungen unterscheiden sich zusätzlich zur Tiefe des Schnitts auch anhand des Körperteils, in das geschnitten wird, wobei sich die meisten Betroffenen in die Unterarme und Oberschenkel schneiden. Um sich selbst zu verbrennen, verwenden Betroffene häufig Alltagsgegenstände wie Feuerzeuge oder glühende Zigaretten, bei schwereren Formen des Verbrennens auch Bügeleisen oder kochendes Wasser. Schlagen kann ebenfalls unterschiedliche

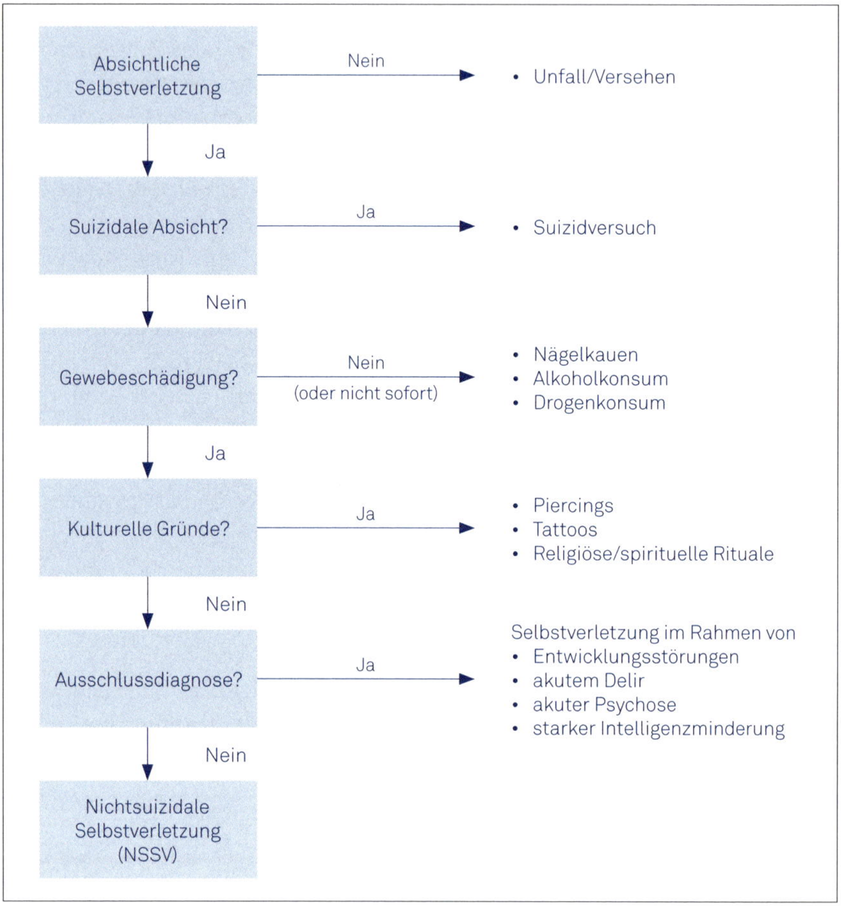

Abbildung 1: Abgrenzung von NSSV zu anderen Formen des selbstschädigenden Verhaltens

Formen annehmen, wobei das Schlagen des Kopfes gegen die Wand eine der häufigsten Formen ist. Andere Betroffene boxen sich z. B. selbst in den Bauch oder schlagen sich mit Gegenständen auf die Arme oder Beine, bis blaue Flecken entstehen. Weitere Formen der NSSV, die in Studien immer wieder genannt werden, sind das Aufkratzen der Haut, das Manipulieren von Wunden, sodass eine Heilung verzögert oder verhindert wird (z. B. durch absichtliche Verschmutzung der Wunde), das Stechen von Nadeln oder anderen spitzen Objekten in oder unter die Haut, Verätzen der Haut, Quetschungen von Körperteilen und sich selbst beißen. Darüber hinaus gibt es viele weitere, seltenere Formen der NSSV, die Betroffene berichten können, wie z. B. das Schlucken von Rasierklingen oder ätzenden Substanzen. In den meisten Fällen wird nicht nur *eine* Form der NSSV genutzt, sondern Betroffene nutzen verschiedene Methoden, um sich selbst zu verletzen, auch wenn die meisten eine Hauptmethode benennen können.

Zusätzlich zur angewandten Methode unterscheiden sich Selbstverletzungen auch in ihrer Schwere. Darüber, wie die Schwere einer Selbstverletzung am besten bestimmt wird, gibt es aktuell jedoch noch keine wissenschaftliche Einigkeit, da die Einteilung in Schweregrade stark von der Methode abhängt. Am Beispiel Schneiden ließe sich die Schwere der NSSV sowohl über die Tiefe des Schnittes als auch über die verletzte Oberfläche bestimmen. Ein tiefer Schnitt bis in das Fettgewebe der Haut wäre demnach eine schwerere Verletzung als ein oberflächlicher, nur leicht blutender Schnitt. Ebenso wären viele Schnitte nebeneinander (größere Oberfläche, in die geschnitten wurde) eine schwerere NSSV als ein einzelner Schnitt. Will man beides gegeneinander abwägen, wird die Schwierigkeit, einen Schweregrad objektiv zu bestimmen, offensichtlich: Ist ein einzelner, sehr tiefer Schnitt schwerwiegender als zehn oberflächliche Schnitte? Darüber hinaus haben Forscher:innen vorgeschlagen, dass die Körperregion, die verletzt wird, Hinweise auf die Schwere geben kann. Beispielsweise würde derselbe Schnitt im Gesicht als schwerer eingestuft als am Arm. Weiterhin haben Forscherteams vorgeschlagen, dass auch die Häufigkeit der Selbstverletzung Aufschluss darüber gibt, wie schwer eine Person von NSSV betroffen ist. Beispielsweise würde eine Person als schwerer betroffen angesehen, wenn sie sich jede Woche mehrfach verletzt, als wenn sie sich einmal im Monat verletzt.

Wichtig für das Verständnis von NSSV ist auch die Tatsache, dass dieses Verhalten wahrscheinlich zu allen Zeiten vorkam und auch in allen Kulturkreisen weltweit zu finden ist. Die Ausprägungsformen können natürlich unterschiedlich sein, so findet man z. B. im südasiatischen Raum rituelles selbstverletzendes Verhalten in Gruppen, welches häufig in Trancezuständen durchgeführt wird. Ob NSSV in Nordamerika und Europa in den vergangenen Jahrzehnten tatsächlich zugenommen hat oder ob es nur mehr wahrgenommen wird, ist umstritten. Auch in der Tierwelt ist selbstverletzendes Verhalten zu beobachten, zumeist zur Regulation von Unter- oder Übererregung. Außerdem sollte man sich klarmachen, dass (wie bei jedem Verhalten) die Funktionsweise unseres Gehirns oder, noch etwas weiter gefasst, die Biologie des Körpers eine wichtige Rolle spielt. So konnte gezeigt werden, dass in Zuständen hoher Anspannung, häufig in Kombination mit dissoziativen Zuständen (Unwirklichkeitserleben), die Schmerzwahrnehmung bei NSSV-Betroffenen reduziert ist. Häufig kehrt die Schmerzwahrnehmung rasch nach der Verletzung wieder zurück (siehe Kapitel 2.1.3) und die dissoziativen Zustände lassen nach. In bestimmten Teilen des Gehirns wie dem Mandelkern (Amygdala) kommt es durch die Selbstverletzung zu einem Rückgang der starken Aktivität und insgesamt zu einer Wiederherstellung eines normalen Zusammenwirkens der verschiedenen Hirnregionen.

Merke

Nichtsuizidales selbstverletzendes Verhalten ist dadurch gekennzeichnet, dass die betroffene Person die Selbstverletzung nicht mit dem Ziel ausführt, daran zu sterben. NSSV kann viele unterschiedliche Formen annehmen, sowohl hinsichtlich der verwendeten Methode als auch hinsichtlich der Schwere. NSSV ist abzugrenzen von Suizidversuchen, anderem selbstschädigendem Verhalten wie Drogenkonsum sowie kulturell akzeptierter Schädigung von eigenem Gewebe wie es im Rahmen von Tätowierungen oder Piercings der Fall ist.

1.2 Wer ist betroffen?

1.2.1 Häufigkeit von NSSV in verschiedenen Personengruppen

NSSV ist ein sehr häufiges Verhalten. Inzwischen gibt es eine Vielzahl an Studien, die die Häufigkeit von NSSV in verschiedenen Ländern und verschiedenen Altersgruppen untersucht haben. Studien aus Deutschland, die an Stichproben von Schüler:innen durchgeführt wurden, kamen zu dem Ergebnis, dass sich ca. 11 % der Schüler:innen gelegentlich (ein- bis dreimal pro Jahr) und 4 % wiederholt (mindestens viermal pro Jahr) selbst verletzen. Andere Studien, die in Schulen durchgeführt wurden, kommen sogar zu noch höheren Schätzungen von 25 % der Schüler:innen, die sich mindestens einmal selbst verletzt haben, und 9,5 % wiederholter NSSV. Was in zahlreichen

Studien jedoch auch gezeigt wurde ist, dass die Häufigkeit von NSSV mit steigendem Alter abnimmt. Die Häufigkeit von NSSV im frühen Erwachsenenalter wird auf nur noch etwa 5 % geschätzt. Demnach sind Jugendliche und junge Erwachsene am stärksten von NSSV betroffen.

Über die erhöhte Wahrscheinlichkeit von NSSV bei jungen Menschen hinaus weiß man, dass auch Frauen häufiger von NSSV betroffen sind als Männer. Noch höhere Raten an NSSV fanden sich bei Trans*personen, bei denen die Wahrscheinlichkeit 47 % betrug, irgendwann einmal im Leben NSSV zu zeigen (der Vergleichswert aus derselben Studie für cisgeschlechtliche Personen lag bei 15 %). Ebenso waren lesbische, schwule und bisexuelle Personen mit einer Wahrscheinlichkeit von 30 %, einmal im Leben NSSV zu zeigen, deutlich stärker von NSSV betroffen als heterosexuelle Personen (Vergleichswert aus derselben Studie: 15 %). Erste Arbeiten weisen zudem darauf hin, dass Personen, die einen Migrationshintergrund oder eine Fluchterfahrung haben, deutlich stärker von NSSV betroffen sind, jedoch fehlen hier noch verlässliche Schätzungen.

Merke

Ein junges Alter, Transgeschlechtlichkeit, eine homosexuelle oder bisexuelle Orientierung sowie eine Migrations- oder Fluchterfahrung sind besondere Risikofaktoren für NSSV.

Darüber hinaus zeigt sich NSSV gehäuft im Rahmen einiger psychischer Erkrankungen, wie z. B. der Emotional-instabilen bzw. Borderline-Persönlichkeitsstörung, bei Traumafolgestörungen und Depressionen. Wichtig hierbei ist, dass der Umkehrschluss nicht korrekt ist. Das heißt: Nicht jede Person, die NSSV zeigt, hat automatisch eine dieser Störungen – NSSV kommt häufig ohne begleitende andere psychische Erkrankungen vor.

Merke

NSSV tritt gehäuft bei Personen mit einer Borderline-Persönlichkeitsstörung, Traumafolgestörung oder Depression auf, kann aber ebenso *ohne* das gleichzeitige Vorliegen dieser Erkrankungen auftreten.

Besonders auf NSSV im Rahmen der Borderline-Persönlichkeitsstörung soll hier kurz eingegangen werden, da viele der wissenschaftlichen Studienergebnisse zu NSSV von Personen mit dieser Störung stammen. Die Borderline-Persönlichkeitsstörung ist eine Störung, die sich im späten Jugendalter oder jungen Erwachsenenalter ausbildet und von schnell wechselnden, starken, unkontrollierbar erlebten Emotionen, Problemen in Beziehungen und impulsivem Verhalten gekennzeichnet ist. Aktuelle Diagnosesysteme beschreiben neun Symptome der Borderline-Persönlichkeitsstörung, von denen fünf vorliegen müssen, um die Diagnose zu erfüllen. Eines dieser Symptome umfasst suizidales Verhalten (z. B. Suizidversuche in der Vorgeschichte) und NSSV. Bis heute wird NSSV als Symptom eng mit der Borderline-Persönlichkeitsstörung verknüpft, sodass NSSV-Betroffenen oft fälschlich diese Diagnose zugeschrieben wird. Es ist richtig, dass fast alle Personen mit einer Borderline-Persönlichkeitsstörung (Schätzungen zufolge in etwa 90 %) mindestens einmal in ihrem Leben NSSV zeigen. Aber auch hier sei nochmal betont, dass der Umkehrschluss falsch ist: Nicht jede Person, die sich selbst verletzt, hat eine Borderline-Persönlichkeitsstörung.

1.2.2 Die NSSV-Diagnose

In aktuellen Diagnosesystemen für psychische Störungen (z. B. DSM-5) gibt es erstmals die Möglichkeit, eine NSSV-Störung zu diagnostizieren. Diese Diagnose ist jedoch noch nicht etabliert, sondern wurde bisher nur in das Diagnosesystem aufgenommen, damit sie weiter beforscht und verbessert werden kann. Die Kriterien für die Störung sind also noch als vorläufig anzusehen und werden höchstwahrscheinlich noch überarbeitet. Die typischen sechs Kriterien (A bis F) sind im folgenden Kasten dargestellt. Viele Aspekte haben wir bereits erwähnt.

Kriterien für Nichtsuizidale Selbstverletzungen (NSSV) nach DSM-5[1]

A. Die Person hat sich im letzten Jahr an fünf oder mehr Tagen absichtlich selbst Schaden an der Körperoberfläche in einer Weise zugefügt, dass dies zu Blutungen, Blutergüssen oder Schmerz (z. B. durch Schneiden, Brennen,

1 Abdruck erfolgt mit Genehmigung aus der deutschen Ausgabe des Diagnostic and Statistical Manual of Mental Disorders, Fifth Edition © 2013, Dt. Ausgabe: © 2018, American Psychiatric Association. Alle Rechte vorbehalten.

Stechen, Hauen, starkes Reiben) geführt hat. Dies ist in der Erwartung geschehen, dass die Verletzung nur zu geringem oder mäßigem körperlichen Schaden führt (d.h., es bestand keine suizidale Absicht).

B. Die Person führt das selbstverletzende Verhalten mit mindestens einer der folgenden Erwartungen aus:
   1. Um die Entlastung von negativen Gefühlen oder einem negativen kognitiven [gedanklichen] Zustand zu erleben.
   2. Um zwischenmenschliche Probleme zu lösen.
   3. Um einen positiven Gefühlszustand herbeizuführen.

C. Die absichtliche Selbstverletzung wird von mindestens einem der folgenden Merkmale begleitet:
   1. Zwischenmenschliche Probleme oder negative Gefühle oder Gedanken wie Depression, Angst, Anspannung, Ärger, generalisiertes subjektives Leiden oder Selbstkritik unmittelbar vor dem selbstverletzenden Verhalten.
   2. Vor der Einleitung des Verhaltens besteht eine Phase des gedanklichen Verhaftetseins mit dem beabsichtigten Verhalten, welches schwer kontrolliert werden kann.
   3. Häufige Gedanken an Selbstverletzungen, die sich nicht im Verhalten niederschlagen müssen.

D. Das Verhalten ist nicht sozial sanktioniert [akzeptiert] (z.B. Body-Piercing, Tattoos, Teil eines religiösen oder kulturellen Rituals) und beschränkt sich nicht auf das Aufkratzen von Schorf oder das Beißen von Nägeln.

E. Das Verhalten oder dessen Folgen verursachen in klinisch bedeutsamer Weise Leiden oder Beeinträchtigungen in sozialen, ausbildungsrelevanten oder anderen wichtigen Funktionsbereichen.

F. Das Verhalten tritt nicht ausschließlich während psychotischer Episoden, eines Delirs, einer Substanzintoxikation oder eines Substanzentzugs auf. Bei Personen mit einer Störung der neuronalen und mentalen Entwicklung tritt das Verhalten nicht als Teil eines Musters repetitiver Stereotypen auf. Das Verhalten kann nicht besser durch eine andere psychische Störung oder einen medizinischen Krankheitsfaktor erklärt werden.

In einfachen Worten ausgedrückt, verlangt Kriterium A, dass eine nichtsuizidale Selbstverletzung mit einer Schädigung von Körpergewebe einhergeht, keine Suizidabsicht vorliegt und sich die Person regelmäßig selbst verletzt. Kriterium B erfordert, dass Betroffene selbstverletzendes Verhalten zielgerichtet einsetzen, um Gefühle oder zwischenmenschliche Beziehungen zu regulieren. Kriterium C beschreibt, dass der Selbstverletzung negative Gedanken und Gefühle, ein schwer kontrollierbarer Drang, sich zu schneiden, oder intensive Gedanken an eine Selbstverletzung vorausgehen müssen. Kriterium D grenzt NSSV nochmal von kulturell akzeptierten Verletzungen (z. B. Piercings) ab und Kriterium F hält fest, dass die Diagnose einer NSSV-Störung nur vergeben werden soll, wenn keine andere psychische oder körperliche Erkrankung das selbstverletzende Verhalten besser erklären kann.

1.3 Wie entwickelt sich das weiter?

Wie in Kapitel 1.2.1 beschrieben, tritt NSSV am häufigsten im Jugendalter und jungen Erwachsenenalter auf und ist bei Erwachsenen deutlich seltener vorhanden. Dies spiegelt den natürlichen Verlauf von NSSV sehr gut wider, da die meisten Betroffenen nach dem 20. Lebensjahr irgendwann aufhören, sich selbst zu verletzen. Eine große australische Studie, die eine Gruppe junger Menschen von ihrem 16. bis zum 29. Lebensjahr untersuchte, zeigte beispielsweise, dass sich 10 % der Mädchen und 6 % der Jungen im Alter von 16 Jahren verletzten und mit 18 Jahren nur noch ca. 1 %. Eine weitere große Studie erfasste NSSV an knapp 3000 Studierenden in den USA. Hier berichteten 17 % der Teilnehmenden, sich bereits mindestens einmal selbst verletzt zu haben. Der Beginn der NSSV wurde von 34 % der Teilnehmenden zwischen 17 und 20 Jahren, von 27 % zwischen 15 und 16 Jahren, und von 25 % zwischen 10 und 14 Jahren angegeben. Von denjenigen mit wiederholter NSSV hatten knapp 80 % nach fünf Jahren wieder aufgehört, 40 % bereits nach einem Jahr. In einer 2020 erschienenen Studie aus Schweden, die eine Gruppe von 557 Schüler:innen über 10 Jahre hinweg untersuchte, zeigte sich ein sehr ähnliches Bild; der Anteil der von NSSV betroffenen Teilnehmenden war jedoch deutlich höher. Zum ersten Messzeitpunkt, zu dem die Schüler:innen im Mittel 14 Jahre alt waren, gaben 40 % der Teilnehmenden an, sich in den letzten sechs Monaten mindestens einmal selbst verletzt zu haben. Zehn Jahre später sank diese Zahl auf 19 %. Zum ersten Messzeitpunkt im Alter von 14 Jahren gaben 18 % der Teilnehmenden an, sich in den letzten Monaten mehrfach (mehr als fünfmal) verletzt zu haben und auch dieser Anteil halbierte sich nach 10 Jahren fast und sank auf 10 %.

Insgesamt ist zu sagen, dass alle Studien, die die Häufigkeit von NSSV untersuchen oder deren Verlauf über die Zeit hinweg beobachten, immer nur *Schätzungen* sind, wie oft NSSV in der Bevölkerung oder einer bestimmten Stichprobe tatsächlich vorkommt. Daher ist es auch ganz normal, dass die genauen Zahlen stark schwanken. Dennoch ergibt sich das Gesamtbild, dass NSSV im Jugendalter am häufigsten auftritt und dann bis ins Erwachsenenalter stark abnimmt. Das heißt, auch wenn keine Therapie für NSSV in Anspruch genommen wird, hören viele Betroffene – insbesondere jene, die NSSV nur wenige Male angewendet haben – ganz von allein wieder mit dem selbstverletzenden Verhalten auf.

1.4 Wie wirkt das auf andere?

1.4.1 Andere über das Verhalten informieren oder nicht?

Viele Menschen, die sich selbst verletzen, machen dies heimlich und versuchen im Anschluss, Wunden und Narben vor anderen zu verbergen. In neuesten Studien gaben rund 80 % der Betroffenen an, dass sie versuchen, ihre Narben vor anderen zu verbergen. Da dies jedoch nicht immer gelingen kann und einige Betroffene ihre Narben auch nicht für immer verstecken wollen, erfahren Außenstehende meist irgendwann von der NSSV. Die Tatsache, dass Narben auf Dauer kaum versteckt werden können, unterscheidet NSSV auch deutlich von vielen anderen Symptomen, die ein Ausdruck psychischen Leidens sind, und die man den Betroffenen nicht ansehen kann. Diese oft unfreiwillige Sichtbarkeit von NSSV erzeugt eine beträchtliche zusätzliche Belastung für NSSV-Betroffene, da auch fremde Personen – denen die Betroffenen nie von ihrem Leid erzählen würden – von der NSSV erfahren können, wenn sie die Narben sehen. Ein typisches Beispiel hierfür sind Narben von Schnittwunden an den Armen oder Beinen, die im Sommer beim Tragen kurzer Kleidung sichtbar werden und auf die die Betroffenen – nicht selten ungewollt – angesprochen werden. Daher ist es umso verständlicher, dass viele Betroffene zunächst versuchen, ihre Narben zu verbergen. Gleichzeitig zeigen aktuelle Studien, dass dieses Verstecken der Narben einen großen psychischen Druck auslöst und zur Selbststigmatisierung der Betroffenen beiträgt.

Eine Übersichtsarbeit von 41 Studien aus dem Jahr 2020 fasst die Hauptgründe von Betroffenen, ihre Selbstverletzungen *nicht* zu zeigen oder jemandem mitzuteilen, so zusammen:

- Scham- und Schuldgefühle
- Angst vor Zurückweisung oder Verurteilung
- Angst davor, dass NSSV die eigenen Zukunftschancen (z. B. die berufliche Karriere) negativ beeinflussen könnte
- Gefühl, anderen zur Last zu fallen
- Befürchtung, in Zukunft keine Wahl mehr zu haben, ob und wann man selbst über NSSV mit einer bestimmten Person sprechen möchte oder nicht, sobald sie es einmal weiß

Dieselbe Studie zeigte jedoch auch, dass es den Personen, die sich entschlossen hatten, ihre NSSV mit einer Vertrauensperson zu teilen, in einigen Bereichen besser ging als denen, die sich niemandem anvertrauen konnten. Viele Betroffene, die ihre NSSV jemandem mitteilten, erhielten von ihren Vertrauenspersonen Hilfe bei der Suche nach einer professionellen Therapie und litten dadurch im Schnitt kürzer an NSSV. Auch berichteten sie einen höheren Selbstwert und eine bessere Beziehungsqualität als Betroffene, die ihre NSSV gänzlich versteckt hielten.

Natürlich machen Betroffene jedoch auch immer wieder die Erfahrung, dass ihr Umfeld negativ auf NSSV reagiert. In der erwähnten Übersichtsarbeit wurde beispielsweise gezeigt, dass viele Betroffene ihre NSSV niemandem mehr mitteilen, weil sie bereits eine negative Erfahrung damit gemacht haben. Wenn Sie selbst von NSSV betroffen sind, raten wir Ihnen daher, die Personen, denen gegenüber Sie Ihre NSSV offenbaren wollen, sorgfältig auszuwählen und sich nur Menschen anzuvertrauen, von denen Sie Unterstützung und Verständnis erwarten dürfen. Wenn Sie als Angehöriger bzw. als Angehörige oder Freund:in gerade diesen Ratgeber lesen, haben Sie schon Ihre Motivation bewiesen, NSSV besser verstehen zu wollen, und wir hoffen, dass die Informationen in diesem Ratgeber dazu beitragen können, dass Sie der betroffenen Person in ihrem Umfeld verständnisvoll und wohlwollend begegnen können. Im Folgenden beschreiben wir genauer, welche Reaktionen Freund:innen und Angehörige typischerweise zeigen, und was das bei Betroffenen auslöst.

1.4.2 Reaktionen von Freund:innen und Angehörigen

Die meisten Freund:innen und Angehörigen von Personen, die sich selbst verletzen, sind zunächst einmal überrascht, viele auch besorgt und einige schockiert, wenn sie von einer Selbstverletzung erfahren oder diese beobachten. Dies ist eine nachvollziehbare Reaktion, denn normalerweise versuchen wir als Menschen, Verletzungen unseres Körpers und damit verbundenen Schmerz möglichst zu vermeiden. Wenn Eltern dann beobachten, dass sich das eigene Kind absichtlich selbst in die Haut schneidet, oder ein Freund erzählt, dass er sich selbst schlägt, löst dies bei den meisten Menschen sehr starke Gefühle aus. Eltern, Freund:innen und Angehörige reagieren dabei natürlich ganz individuell – einige mit starker Sorge und Fürsorge, andere mit Ablehnung und Ärger, wieder andere mit Angst und Panik (letzteres auch, weil es für Außenstehende oft nicht einfach zu verstehen ist, dass es sich bei NSSV nicht um einen Suizidversuch handelt). Von daher ist es zunächst einmal wichtig zu bedenken, dass Angehörige und Freund:innen oft gar kein oder nur wenig Wissen über NSSV haben und deshalb das Verhalten auf sie erstmal sehr schlimm wirkt. Deswegen ist es absolut verständlich, dass sie mit starken Gefühlen auf NSSV reagieren.

Merke

Die meisten Angehörigen und Freund:innen haben wenig Wissen über NSSV, wenn sie erstmals davon erfahren, und können das Verhalten nur schwer einordnen. Daher ist es nachvollziehbar, dass viele von ihnen mit starken Gefühlen reagieren, wenn sie erfahren, dass sich eine nahestehende Person selbst verletzt.

Die Forschung hat sich auch intensiv damit beschäftigt, wie nahestehende Personen auf NSSV-Betroffene reagieren und teilt diese Reaktion in vier große Bereiche ein. Die Reaktion kann *positiv zugewandt* sein, dadurch, dass Angehörige etwas Positives in die Beziehung zur von NSSV betroffenen Person hineingeben, z. B. die Person trösten, ihre Wunden versorgen oder sie durch angenehme Aktivitäten ablenken. Ebenso kann die Reaktion *entlastend* sein, dadurch, dass Angehörige NSSV-Betroffenen etwas abnehmen, z. B. Zeit zum Ausruhen einräumen und dafür ihre Hausarbeiten erledigen, oder einem Kind erlauben, für einige Tage nicht in die Schule zu gehen. Dem entgegen stehen *bestrafende* Reaktionen, bei denen Angehörige etwas Negatives tun, z. B. die Person abwerten oder anschreien. Weiterhin kann die Reaktion *entziehend* sein, dadurch, dass Angehörige den Betroffenen etwas Positives wegnehmen oder aus der Beziehung gehen. Es kann z. B. sein, dass Eltern ihren Kindern in Reaktion auf die NSSV Aktivitäten wie Treffen mit Freund:innen oder Medienkonsum verbieten, die Person von positiven gemeinsamen Aktivitäten ausschließen oder sie ignorieren. Diese Reaktionen werden in Kapitel 2.3 erneut aufgegriffen, da sie auch den Kern eines Erklärungsmodells zur nichtsuizidalen Selbstverletzung bilden.

Mehrere Studien haben NSSV-Betroffene gefragt, wie Außenstehende in der Vergangenheit auf ihre Selbstverletzungen reagiert haben. Als negativ bestrafende Reaktionen wurden genannt: Ausdruck von Ärger, Ekel, Enttäuschung, Schockiertheit gegenüber der sich selbst verletzenden Person sowie verbale Vorwürfe. Negativ entziehende Reaktionen, die genannt wurden, waren z. B., dass Angehörige oder Freund:innen mit Schweigen und Ignorieren der betroffenen Personen oder des Themas NSSV reagiert haben und den Kontakt mit der Person in Zukunft gemieden haben. Insbesondere, wenn stark negativ emotionale Reaktionen (z. B. starkes Weinen von Eltern) gezeigt wurden oder abwertende oder verharmlosende Aussagen gemacht wurden, verringerte dies deutlich die Wahrscheinlichkeit, dass sich Betroffene in Zukunft wieder diesen Personen anvertrauten.

Dem gegenüber steht eine Reihe an positiven Interaktionen, von denen Betroffene berichteten. Zu den positiv zugewandten Reaktionen gehörten der Ausdruck von Mitgefühl und emotionaler Unterstützung im direkten Gespräch über die Motive und Gefühle der Person, Ermutigung, sich professionelle Hilfe zu suchen, sowie Zeit und Aufmerksamkeit, die der betroffenen Person und dem Thema NSSV geschenkt wurde. Als positiv entlastende Reaktion wurde beispielsweise geschildert, dass der Person einzelne Schritte bei der Suche nach professioneller Hilfe abgenommen wurden oder von Angehörigen Entlastungen im Alltag bzw. Haushalt angeboten wurden. In zwei weiteren Studien, die NSSV im Alltag von Betroffenen untersuchten, wurde gezeigt, dass die Wahrscheinlichkeit, von anderen zurückgewiesen zu werden, in den Stunden nach der Selbstverletzung abnahm und dass soziale Unterstützung am Tag nach der Selbstverletzung zunahm. Insbesondere, wenn Angehörige und Freund:innen den Betroffenen mit einer nicht bewertenden, offenen Haltung zuhörten, haben sich Betroffene ihnen in Zukunft wieder anvertraut. Dadurch können sie zu einer sehr wertvollen Unterstützung für Betroffene werden und sie bei der Suche nach professioneller Hilfe – z.B. in Form einer Therapie, einer Selbsthilfegruppe oder eines professionellen Online-Angebots – begleiten. Im Kapitel 2.2 gehen wir noch näher darauf ein, wie das Verhalten von Außenstehenden dazu beitragen kann, dass NSSV länger oder kürzer andauert.

Merke

Wenn Angehörige und Freund:innen offen und nicht bewertend mit Betroffenen über NSSV sprechen, ist die Wahrscheinlichkeit hoch, dass Betroffene sich ihnen wieder anvertrauen. Angehörige und Freund:innen können dann beim Aufsuchen professioneller Hilfe unterstützen.

1.4.3 Reaktionen von Fremden in den sozialen Medien

Über die Möglichkeit, sich Angehörigen oder Freund:innen im direkten Umfeld anzuvertrauen, hinaus nutzen viele NSSV-Betroffene auch die Möglichkeit, sich mit anderen Betroffenen online auszutauschen. In der Vergangenheit fand dies primär in geschlossenen Foren und Selbsthilfegruppen von Betroffenen statt, inzwischen hingegen primär über gängige soziale Medien wie Instagram oder TikTok und WhatsApp. Während die meisten Online-Foren, in denen früher primär ein Austausch stattfand, moderiert waren und auf Hilfsangebote verweisen konnten, gestaltet sich dies auf Plattformen wie Instagram deutlich schwieriger. Zwar haben alle gängigen Plattformen die Regel, dass NSSV-Wunden und -Narben nicht direkt gezeigt werden dürfen (beispielsweise dürfen User:innen keine Bilder von Wunden posten, um zu zeigen, wie schlimm ihre letzte Verletzung war) und selbstverletzendes Verhalten nicht verharmlost oder verherrlicht werden darf, in der Praxis wird dies jedoch nicht konsequent umgesetzt. So sind auf den verschiedenen Plattformen zwar naheliegende Hashtags zum Thema NSSV in verschiedenen Sprachen gesperrt, zeitgleich etablieren sich aber immer wieder alternative Hashtags zum Thema, die nicht gesperrt werden. Daher passiert es auch weiterhin, dass NSSV-Wunden in sozialen Medien direkt gezeigt werden.

Betroffene, die diese Bilder posten, geben in Studien als Gründe dafür an, dass sie sich von der Online-Gemeinschaft mehr Verständnis erhoffen, als sie es in ihrem direkten Umfeld erfahren haben. Sie nutzen das Posten als Möglichkeit, ihr ansonsten unsichtbares Leid sichtbar zu machen, und wünschen sich, von anderen gehört und verstanden zu werden. Studien, die über mehrere Wochen hinweg die Kommentare unter diesen Posts ausgewertet haben, zeigen jedoch, dass nicht alle Reaktionen positiv sind. Zwar enthielt die Mehrzahl der Kommentare einen Ausdruck von Sorge, Mitleid und Mitgefühl, jedoch gab es unter allen Posts auch vereinzelte feindselige, beschimpfende und abwertende Kommentare, die die Person, die den Post erstellt hat, hart treffen können. Dadurch kann das Teilen von NSSV-Inhalten auch einen zu dem Wunsch nach Unterstützung und Verständnis entgegengesetzten Effekt haben. Es kann die Betroffenen weiter in Gefühle von Scham und Isoliertheit drängen und destabilisierend sein. Aber auch positive Kommentare bergen Gefahren und können dazu anregen, immer regelmäßiger über selbstverletzendes Verhalten zu posten und im schlimmsten Fall auch absichtlich neue Wunden herbeizuführen. Mehr dazu, wie positive und negative Reaktionen von außen die Wahrscheinlichkeit beeinflussen können, dass selbstverletzendes Verhalten häufiger oder seltener gezeigt wird, beschreiben wir im Kapitel 2.2.

Natürlich posten nicht alle Betroffenen Inhalte, die Selbstverletzungen direkt zeigen. Viele schreiben oder sprechen auch einfach nur über ihre Erfahrungen damit und bieten ihren Follower:innen Ideen an, wie sie mit NSSV umgehen können, und erklären, was ihnen selbst geholfen hat. Dadurch kann sich ein Netzwerk aus NSSV-Betroffenen entwickeln, die sich gegenseitig aufbauen. Betroffene sollten aber immer auch bedenken, dass es normal ist, dass es Phasen gibt, in denen sie nicht so gut mit NSSV umgehen können (es sei denn, die NSSV liegt einige Jahre zurück und tritt nicht mehr auf). Ihre Follower:innen werden also auch mitbekommen – sofern sie es posten –, wenn es mal nicht so gut läuft. Dies kann großen Druck aufbauen, das eigene selbstverletzende Verhalten doch im Griff haben zu müssen und Rückfälle nicht zeigen zu dürfen. Auch Scham und Schuldgefühle können ausgelöst werden. Auch auf die Follower:innen hat ein Rückfall natürlich Auswirkungen. Er kann die Hoffnung auf Besserung schmälern (z. B. „Wenn nicht mal sie es schafft, wie soll es bei mir jemals besser werden?") oder bei Follower:innen selbstverletzendes Verhalten auslösen (z. B. „Wenn sie heute eine Ausnahme macht, weil es einfach nicht anders geht, mache ich auch eine und schneide mich").

Ein Risiko, welches das Posten von NSSV online birgt, ist zudem immer, dass das Internet nichts vergisst und die Beiträge der Betroffenen nie wieder aus dem Netz verschwinden. Wenn Betroffene unter einem Pseudonym gepostet haben, das nicht mit ihnen in Verbindung gebracht werden kann, wird dies höchstwahrscheinlich nie ein Problem werden. Wenn Betroffene aber unter ihrem echten Namen posten oder Videos von sich hochladen (auch wenn sie ein Pseudonym nutzen), können auch zukünftige Freund:innen, Partner:innen, Arbeitgeber:innen, Vermieter:innen, Versicherungen usw. auf diesen Inhalt aufmerksam werden. Dadurch gibt es immer häufiger Berichte von Betroffenen, die zusätzlich zu ihren körperlichen NSSV-Narben auch unter den „Online-Narben" leiden, die ebenfalls nie verschwinden. Hier kommt es natürlich sehr darauf an, was gepostet wurde: Hat eine Betroffene beispielsweise Videos dazu gemacht, wie sie es schaffen konnte, mit NSSV aufzuhören, ist dies auf lange Sicht vermutlich eher unproblematisch und ein Verhalten, das z.B. von einem zukünftigen Arbeitgeber sogar als positiv aufgefasst werden könnte. Hat jemand hingegen Bilder seiner frischen Verletzungen gepostet, die auf Jahre abrufbar sind, könnte dies als deutlich problematischer erlebt werden. Freund:innen und Angehörige sind hier auch wieder eine wichtige Hilfequelle, da Studien gezeigt haben, dass Betroffene sich seltener an andere Nutzer:innen sozialer Medien wenden, wenn sie direkte Ansprechpartner:innen in ihrem Umfeld haben. Wenn Sie selbst von NSSV betroffen sind und zu diesem Thema posten möchten, raten wir Ihnen, sich folgende Fragen zu stellen und sorgfältig abzuwägen.

Was gilt es bei Posts zum Thema NSSV zu bedenken?

1. *Unter welchem Namen* möchte ich posten?
   - Inhalte, die mit Ihrem echten Namen verknüpft sind, werden immer online abrufbar sein. Es kann sein, dass Sie sich auch noch in vielen Jahren dazu erklären müssen.
2. *Was* genau möchte ich posten?
   - Ihre Posts haben immer auch Auswirkungen auf andere.
   - Insbesondere visuelle Darstellungen von NSSV (Fotos von Wunden, Verletzungswerkzeugen oder Narben) können andere Personen triggern.
   - Wenn Ihre Posts mit Ihrem Namen verknüpft sind, sollten Sie nur Inhalte posten, zu denen Sie auch in 10 oder 20 Jahren noch stehen. Oft sind das Inhalte, die thematisieren, wie NSSV überwunden wurde, und die anderen helfen können.

3. *Wen* möchte ich erreichen?
   - Sie erreichen online nicht nur andere NSSV-Betroffene, die Ihnen zugewandt sind, sondern auch Personen, die Ihre Postings negativ kommentieren oder nutzen werden.
   - Wenn Sie sich wünschen, online Freund:innen zu erreichen, die Ihnen weiterhelfen, schreiben/sprechen Sie sie lieber direkt an und machen lieber keine allgemein sichtbaren Posts.
   - Wenn Sie sich professionelle Hilfe wünschen, wenden Sie sich direkt an Ihren:Ihre Ärzt:in oder Psychotherapeut:in oder bemühen Sie sich um einen Ersttermin, falls Sie noch keinen:keine haben.

1.4.4 Stigma und Vorurteile gegenüber NSSV

Ein Grund, warum Online-Darstellungen von NSSV irgendwann zum Problem werden können, ist, dass selbstverletzendem Verhalten immer noch ein großes Stigma anhaftet. Leider haben Filme, Literatur und Popkultur unser Bild von NSSV so stark mitgeprägt, dass viele Menschen nicht unvoreingenommen über NSSV nachdenken können, sondern bereits eine gewisse vorgefertigte Idee haben, was es damit auf sich haben könnte. Dies ist keineswegs ein Problem, das nur Angehörige und Freund:innen von Betroffenen betrifft, sondern ist leider auch im Gesundheitssystem immer noch sehr verbreitet. Daher möchten wir hier kurz einige der Vorurteile entkräften, mit denen Betroffene am häufigsten konfrontiert werden.

Falsche Vorurteile gegenüber NSSV

NSSV haftet ein negatives Stigma an und es sind viele falsche Vorurteile über die Gründe, warum sich jemand selbst verletzt, im Umlauf.

Es stimmt *nicht,* dass

- *NSSV mit einer Suizidabsicht einhergeht.* NSSV ist klar von Suizidversuchen abzugrenzen. Die betroffene Person hat andere schwerwiegende Gründe für ihre Selbstverletzung, aber nicht die Absicht, zu sterben.
- *jede Person, die sich selbst verletzt, eine Borderline-Persönlichkeitsstörung hat.* NSSV kann im Rahmen verschiedener psychischer Erkrankungen auftreten und auch bei Personen, die keine psychische Erkrankung haben.

- *NSSV dazu dient, Aufmerksamkeit von anderen zu bekommen oder zu manipulieren.* Nur ein geringer Anteil von Betroffenen nutzt NSSV, um damit die Aufmerksamkeit einer anderen Person zu bekommen, und auch dann nicht mit einer manipulativen Absicht, sondern aus dem Wunsch heraus, Hilfe und Fürsorge zu erhalten.
- *NSSV von Betroffenen genutzt wird, um ein Hochgefühl, einen „Kick" zu erzielen.* Eine kleine Teilgruppe Betroffener nutzt NSSV, um dissoziative Zustände, während derer sie sich von sich selbst oder der Umwelt unangenehm losgelöst fühlen, zu beenden und durch den Schmerz, der durch die NSSV entsteht, wieder etwas zu fühlen. Dies ist jedoch nicht mit der Motivation gleichzusetzen, einen Kick zu erleben.
- *NSSV-Betroffene während oder nach der Selbstverletzung keinen Schmerz spüren.* Viele Betroffene geben an, während der Selbstverletzung wenig, aber keineswegs gar keinen Schmerz zu spüren. Das Schmerzerleben normalisiert sich für gewöhnlich innerhalb einer Stunde wieder und ist außerhalb von NSSV-Momenten nicht verändert.

Zwei der Vorurteile, mit denen NSSV-Betroffene immer wieder konfrontiert werden, haben wir eingangs schon beschrieben. Das eine Vorurteil ist, dass Selbstverletzung immer mit einer Suizidabsicht einhergeht (was bei NSSV per Definition *nicht* der Fall ist), was dazu führen kann, dass Hausärzt:innen, Personal in der Notaufnahme, Lehrkräfte, Eltern, Freund:innen usw. letztlich überreagieren und der betroffenen Person beispielsweise nahelegen, sich sofort in eine beschützte stationäre Behandlung zu begeben, obwohl kein Anhalt dafür besteht. Dies kann für Betroffene – insbesondere, wenn sie sich regelmäßig selbst verletzen – sehr belastend sein. Sie müssen beispielsweise immer wieder lange Gespräche mit Ärzt:innen führen, in denen aufwändig abgeklärt wird, dass sie aktuell nicht suizidgefährdet sind. Mitarbeitende im Gesundheitssystem sind allerdings verpflichtet, eventuell bestehende Suizidabsichten sehr genau abzuklären, weswegen eine Person, die mit deutlichen Wunden nach einer Selbstverletzung versorgt wird, nachvollziehbarerweise umso detaillierter befragt wird. Das zweite Vorurteil, das wir eingangs schon entkräftet haben, ist, dass das Vorhandensein von NSSV bedeutet, dass die Person auf jeden Fall eine Borderline-Persönlichkeitsstörung hat (was sein kann, aber keineswegs immer so ist). Dies kann dazu führen, dass NSSV-Betroffene eine Fehldiagnose erhalten und nicht richtig behandelt werden. Langfristig hilft im Fall beider Vorurteile nur, dass sowohl Betroffene und Angehörige als auch Fachpersonal besser über NSSV informiert sind. Bis dahin können sich diese Gruppen gegenseitig durch eine offene Kommunikation unterstützen, im Rahmen derer Betroffene ihr Erleben von NSSV offen schildern und Angehörige, Freund:innen und Fachpersonal diese Schilderungen ernst nehmen.

Weitere Vorurteile beruhen auf Annahmen, aus welcher Motivation heraus sich jemand selbst verletzt. Hierbei ist das Hauptproblem nicht, dass diese Annahmen alle *grundsätzlich* falsch sind, sondern, dass sie viel zu stark *verallgemeinert* werden. Beispielsweise hält sich hartnäckig die Annahme, dass NSSV grundsätzlich dazu dient, Aufmerksamkeit von anderen zu bekommen, und dass Betroffene regelrecht mit ihren Wunden und Narben prahlen, um Aufmerksamkeit zu erreichen. In Studien hat sich jedoch gezeigt, dass es nur einen kleinen Prozentsatz Betroffener gibt, die sagen, dass sie mit ihrem selbstverletzenden Verhalten Aufmerksamkeit generieren wollen. Dies sind also keinesfalls alle NSSV-Betroffenen zu jeder Zeit (auch zwischen verschiedenen Selbstverletzungen derselben Person gibt es große Unterschiede). Zudem wird den Betroffenen oft eine aufmerksamkeitssüchtige, dramatisierende Motivation vorgeworfen, während die allermeisten Betroffenen Aufmerksamkeit im Sinne von Verständnis, Zuwendung und Fürsorge suchen. Einige beschreiben beispielsweise, dass ihre NSSV eine Möglichkeit ist, ungesehenes seelisches Leiden nach außen in Form von körperlicher Verletzung zu zeigen. In den meisten Fällen verletzen sich Betroffene jedoch, wenn sie allein sind und keine außenstehende Person etwas davon mitbekommt, und sind bemüht, ihre Wunden und Narben zu verbergen. Zusammengefasst gibt es also einige Personen, die sich manchmal (keineswegs immer) aus dem Motiv heraus, von anderen Personen positive Aufmerksamkeit und Zuwendung zu erhalten, selbst verletzen. Die Annahme, dass dies alle Betroffenen immer tun, ist hingegen falsch.

Gleiches gilt für die Gruppe Betroffener, die manchmal als „Kickschneider:innen" bezeichnet werden. Dies sind jene NSSV-Betroffene, denen unterstellt wird, selbstverletzendes Verhalten wie eine Art Droge zu nutzen, die ein positiv-euphorisches Gefühl erzeugen soll. Die wissenschaftlichen Belege dafür, dass diese Gruppe überhaupt existiert, sind äußerst dünn und, falls sie existiert, ist sie sehr klein. Was in Studien gezeigt werden konnte, ist, dass einige Betroffene angeben, sich zu verletzen „um irgendetwas (im Gegensatz zu gar nichts) zu fühlen". Manche leiden unter quälender innerer Leere oder dissoziativem Erleben, bei dem sie ihren eigenen Körper oder ihre Umwelt nicht mehr richtig wahrnehmen können und sich davon unangenehm losgelöst fühlen. Diese Personen bejahen dann in Studien manchmal, dass sie sich schneiden „um etwas zu fühlen“. Von der Idee der „Kickschneider:innen“, die NSSV wie eine Droge für einen positiven „Kick“ nutzen, ist dies jedoch weit entfernt.

Weitere Mythen, die sich hartnäckig halten, betreffen das Schmerzerleben von Personen, die sich selbst verletzen. Manche Patient:innen schildern z. B., dass ihnen nach einer Selbstverletzung zur Wundversorgung im Krankenhaus keine lokale Betäubung zum Nähen der Wunde angeboten wurde, weil Behandler:innen davon ausgingen, dass sie keinen Schmerz spüren, „sonst hätten sie sich ja nicht geschnitten“. Schmerz im Zusammenhang mit NSSV ist ein psychologisch und biologisch sehr komplexes Thema, das aktuell intensiv beforscht und noch nicht komplett verstanden wird. In Kapitel 2.3 gehen wir näher darauf ein. Auf Basis der bisherigen Befunde kann jedoch sicher gesagt werden, dass eine gänzliche Abwesenheit von Schmerz während einer Selbstverletzung *nicht* die Regel ist. Allerdings findet sich in Studien immer ein gewisser Prozentsatz Betroffener, die angeben, keinen Schmerz zu spüren, *während* sie sich selbst verletzen. Dies sagt jedoch nichts darüber aus, wie schmerzempfindlich eine Person Stunden *später* ist, wenn sie z. B. in der Notaufnahme genäht werden muss. Selbst die Gruppe der Betroffenen, die angibt, keinen oder kaum Schmerz während der Selbstverletzung zu spüren, erklärt nämlich, dass sich ihr Schmerzempfinden für gewöhnlich innerhalb von 30 bis 60 Minuten nach der Selbstverletzung wieder normalisiert.

Insgesamt ist es sowohl für Betroffene als auch für Angehörige und Freund:innen wichtig, eventuell vorhandene Vorurteile gegenüber NSSV kritisch zu hinterfragen und keinesfalls davon auszugehen, dass Motivationen für NSSV, von denen sie schon gehört haben, unbedingt zutreffen. Viel hilfreicher für Betroffene ist es, wenn Bezugspersonen mit ehrlich gemeinter Offenheit und Interesse nachfragen, ob Betroffene sagen können, warum sie sich verletzen, und wenn Bezugspersonen diese Schilderungen dann auch ernst nehmen.

2 Wie entsteht nichtsuizidales selbstverletzendes Verhalten und warum geht es nicht von allein weg?

Wie in Kapitel 1.3 beschrieben, hören viele Betroffene als Erwachsene ganz von allein wieder auf, sich selbst zu verletzen – auch ohne therapeutisches Eingreifen. Etwa 50 % aller Betroffenen verletzen sich nur ein einziges Mal und nutzen NSSV danach nie wieder. Bei einigen bleibt NSSV jedoch über Jahre hinweg bestehen und bedarf einer Behandlung. In diesem Kapitel stellen wir zwei wissenschaftliche Ansätze vor, die versuchen zu erklären, warum Personen damit anfangen, sich selbst zu verletzen, und warum sie damit weitermachen. Das zentrale Modell, auf das wir uns dabei beziehen, ist das sogenannte Nutzen-und-Barrieren-Modell *(Benefits and Barriers Model)* von Jill Hooley und Joseph Franklin. Das Modell erklärt, welche Barrieren Menschen normalerweise davon abhalten, sich selbst zu verletzen, und wie diese Barrieren kaputtgehen können. Zudem beschreibt das Modell einige „Benefits" – also den Nutzen – den selbstverletzendes Verhalten für Betroffene hat. Dieser kann erklären, warum viele Betroffene nicht einfach so wieder damit aufhören können, sich zu verletzen. Das zweite Modell, das Vier-Funktionen-Modell, wird in Kapitel 2.3 beschrieben.

2.1 Barrieren, die von NSSV abhalten

Das Nutzen-und-Barrieren-Modell geht von fünf zentralen Barrieren aus, die die meisten Personen davon abhalten, sich jemals selbst zu verletzen:

NSSV-Barrieren

1. Fehlende Kenntnis von NSSV
2. Ein guter Selbstwert oder ein positives Selbstbild
3. Ein Bestreben, körperlichen Schmerz zu vermeiden
4. Eine Abneigung gegen Reize, die mit NSSV zu tun haben
5. Soziale Normen

Das Autorenteam nimmt an, dass schon *eine einzige* intakte Barriere genügt, um eine Person von NSSV abzuhalten. Zum Beispiel können wir uns eine Jugendliche vorstellen, die mehrere Freund:innen hat, die sich selbst verletzen. Sie kennt also NSSV als Verhaltensoption und Barriere 1 wäre somit nicht mehr intakt. Zudem wäre in diesem Freundeskreis NSSV wahrscheinlich akzeptiert oder vielleicht sogar respektiert. Die soziale Norm ihrer Gruppe würde NSSV also nicht entgegenstehen und Barriere 5 fehlt daher ebenfalls. Weiterhin können wir für das Beispiel annehmen, dass die Jugendliche unter einem negativen Selbstbild leidet, sodass Barriere 2 ebenfalls fehlt. Eines ihrer Hobbys ist vielleicht Kickboxen, wodurch sie eine Angst vor körperlichen Schmerzen größtenteils abgelegt hat, sodass Barriere 3 ebenfalls nicht mehr intakt ist. Die Jugendliche hat also ein sehr hohes Risiko für NSSV. Wenn wir jetzt aber davon ausgehen, dass sie auch einen großen Ekel vor Blut und Wunden allgemein hat, kann diese eine Barriere (Barriere 4: Abneigung gegen Gegenstände und Kontexte, die mit NSSV zu tun haben) allein genügen, um NSSV als Verhaltensoption auszuschließen. Im Folgenden beschreiben wir die einzelnen Barrieren im Detail. Abbildung 2 zeigt eine Übersicht des gesamten Modells.

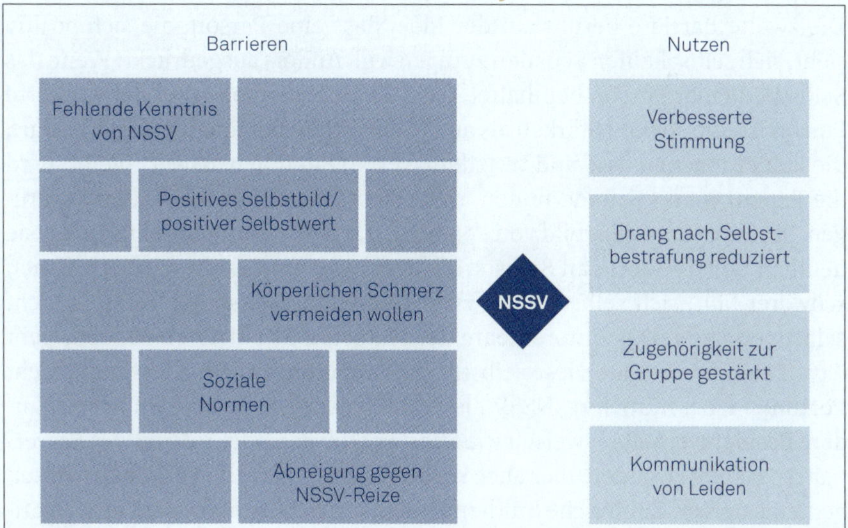

Abbildung 2: Nutzen-und-Barrieren-Modell

2.1.1 Barriere 1: Fehlende Kenntnis über NSSV

Die erste Barriere ist so zentral wie simpel: Wenn eine Person gar nicht weiß, dass NSSV existiert, also dass die Möglichkeit bestünde, sich selbst zu verletzen, wird sie es auch nicht tun. Dies ist auch einer der Gründe, warum es kritisch gesehen werden kann, dass die Darstellung von NSSV in verschiedensten Medien immer weiter zunimmt, da dadurch diese Barriere bei vielen – insbesondere jungen – Personen nicht mehr existiert. Inzwischen konnte auch in mehreren Studien gezeigt werden, dass Jugendliche, deren Freund:innen sich selbst verletzen, ein deutlich erhöhtes Risiko haben, auch mit NSSV anzufangen. Rückgreifend auf unsere Diskussion potenzieller Auswirkungen von NSSV-Darstellungen in sozialen Medien kann hier also nochmal betont werden, dass die Darstellung von NSSV immer auch andere Personen beeinflussen kann – nicht nur als Auslöser bei Personen, die sich bereits selbst verletzen, sondern auch als negative „Inspiration" für Personen, die bisher noch gar nichts von NSSV wussten.

2.1.2 Barriere 2: Positives Selbstbild

Die zweite Barriere beruht auf der Idee, dass eine Person, die sich positiv sieht, sich selbst keinen Schaden zufügen will. Anders ausgedrückt: Wenn das Selbstbild einer Person beinhaltet, dass sie eine wertvolle und liebenswerte Person ist, die sowohl Stärken als auch Schwächen hat und diese haben darf, die Fehler machen darf und trotzdem wertvoll und liebenswert bleibt, wird die Person wenig Gründe finden, sich selbst körperlichen Schaden zuzufügen. Studien zum Selbstbild von Personen mit NSSV konnten zeigen, dass sie deutlich höhere Werte an Selbstkritik aufweisen und es diesen Betroffenen schwerer fällt, sich selbst Fehler zu verzeihen, als Personen, die sich nicht selbst verletzen. Das Autorenteam des Nutzen-und-Barrieren-Modells geht davon aus, dass gerade diese selbstkritische (bis hin zu selbsthassende) Sicht Personen dazu motiviert, NSSV als Verhaltensoption zu wählen anstatt andere Problemverhaltensweisen wie Substanzkonsum oder restriktives Essverhalten. Häufig kommen aber auch mehrere oder sogar alle Verhaltensweisen gemeinsam vor. Zahlreiche Studien deuten auch darauf hin, dass ein negatives Selbstbild erklären kann, warum Faktoren wie Missbrauch und andere Traumata in der Kindheit mit einem erhöhten Risiko für NSSV einhergehen.

Es wurde gezeigt, dass sich diese Erlebnisse in einem tiefgreifend negativen Selbstbild niederschlagen können, das im Jugendalter (in dem NSSV häufig zum ersten Mal auftritt) besonders angreifbar ist. Ein weiterer Aspekt, der mehrfach untersucht wurde, ist Perfektionismus. Personen mit einem ausgeprägten Perfektionismus haben auch häufiger ein negatives Selbstbild (weil sie Dinge gefühlt nie gut genug machen können) und demnach auch ein höheres Risiko für NSSV. Natürlich heißt dies nicht, dass *jede* Person, die sich selbst verletzt, unter Traumata in der Kindheit oder Perfektionismus leidet. Dies sind lediglich Faktoren, von denen mehrere Studien zeigen konnten, dass sie in der Gruppe der NSSV-Betroffenen gehäuft auftreten.

2.1.3 Barriere 3: Vermeidung von körperlichen Schmerzen

Die dritte Barriere besteht in einer Abneigung gegenüber körperlichen Schmerzen und dem Bestreben, diese zu vermeiden. Diese Barriere ist zunächst einmal universal gültig und allen Menschen gemein, da alle Menschen biologisch so „programmiert“ sind, dass sie versuchen, ihren Körper zu schützen und Verletzungen und Schmerzen zu meiden. Wie also kann es dazu kommen, dass manche Personen ein schmerzhaftes Erleben wie NSSV aktiv herbeizuführen? Hierzu gibt es viele verschiedene Erklärungsansätze, die weiterhin intensiv beforscht werden. Lange Zeit hielt sich die in Kapitel 1.4.4 bereits beschriebene Idee, dass Betroffene während der Selbstverletzung eine sogenannte Analgesie erleben, also gar keine Schmerzen währenddessen spüren. In großen Umfragestudien wurde inzwischen jedoch gezeigt, dass dies nicht immer der Fall ist. Stattdessen berichten viele Betroffene, normalerweise Schmerzen bei der Selbstverletzung zu spüren. Diese Schmerzen werden jedoch generell als eher gering ausgeprägt eingeschätzt.

Eine mögliche Erklärung dafür, dass NSSV-Schmerzen von Betroffenen als eher gering eingeschätzt werden, ist, dass Betroffene eine höhere Schmerzschwelle haben. Dies wurde im Labor mehrfach untersucht, indem Personen mit und ohne NSSV verglichen wurden, die demselben Schmerzreiz ausgesetzt wurden, z. B. einem Hitzereiz am Arm. Dann wurde gemessen, wie früh (also ab welcher Temperaturhöhe) die Teilnehmer:innen den Reiz als schmerzhaft wahrgenommen haben – dies ist die *Schmerzschwelle*. Bei Personen mit NSSV musste der Reiz deutlich heißer sein, damit er von den Teilnehmer:innen als schmerzhaft wahrgenommen wurde als bei Personen ohne

NSSV. Zudem wurde in diesen Studien gemessen, bis zu welcher Temperatur der Reiz für die Personen noch erträglich ist – dies ist die *Schmerztoleranz*, die stärkste Intensität des Reizes, die noch toleriert werden kann. Zudem wurde die *Schmerzausdauer* gemessen, dies ist die maximale Zeit, für die die Teilnehmer:innen einen Schmerzreiz aushalten konnten. Inzwischen gibt es mehrere Übersichtsarbeiten zu diesen Laborstudien, die zusammenfassend zu dem Schluss kommen, dass alle drei Maße bei Personen, die von NSSV betroffen sind, erhöht sind. Personen, die sich selbst verletzen, nehmen Reize tendenziell erst bei einer höheren Intensität als schmerzhaft wahr, können insgesamt stärkere Schmerzreize ertragen, und dies für eine längere Zeit als Personen, die sich noch nie selbst verletzt haben.

Die Befunde aus diesen Laborstudien weisen darauf hin, dass die Schmerzbarriere bei Personen mit NSSV zumindest verringert ist. Gleichzeitig bleibt in Teilen ungeklärt, warum genau dies der Fall ist. Eine mögliche Erklärung ist, dass Personen, die sich selbst verletzen, eine erbliche Veranlagung für eine höhere Schmerzschwelle, -toleranz und -ausdauer haben, die sich auf einer grundlegenden biologisch-körperlichen Ebene auswirkt. Dies ist jedoch sehr schwer zu untersuchen, da Schmerz nie nur biologisch/körperlich abläuft, sondern immer auch eine psychologische Komponente hat. Ein gutes Beispiel hierfür ist Muskelkater. Wenn ich weiß, dass ich gestern intensives Bauchmuskeltraining gemacht habe, und am nächsten Tag ein starkes Ziehen in der Bauchgegend bemerke, könnte ich mit Stolz denken, ich habe richtig viel geschafft in meinem Training und an meinen Bauchmuskeln gearbeitet. Den eigentlichen Schmerzreiz meines Muskelkaters nehme ich also als positiv wahr, er ist ein Beweis für mein gutes Workout. Hätte ich dasselbe Gefühl im Bauch ohne die Bewertung „Muskelkater als Ergebnis eines tollen Trainings" könnte ich durch die Schmerzen stark beunruhigt sein, den ganzen Tag auf sie achten und vielleicht sogar einen Arzt aufsuchen, weil es bei jeder Bewegung meines Oberkörpers schmerzhaft zieht. Meine *Bewertung* desselben körperlichen Reizes würde also völlig unterschiedlich aussehen: (1) der körperliche Reiz ist das Ergebnis meiner Anstrengung, (2) der körperliche Reiz ist Schmerz.

Diese psychologischen Bewertungsprozesse von Schmerz laufen natürlich auch in den Laborstudien ab, in denen Schmerzempfinden bei Personen mit und ohne NSSV untersucht wurde. Es könnte also auch sein, dass sie den Schmerz nicht aufgrund eines biologischen Prozesses weniger stark *spüren*, sondern, dass sie ihn anders *bewerten*, nämlich als weniger schlimm. Hinzu kommt, dass sich Schmerzstudien im Labor natürlich deutlich von NSSV im echten Leben unterscheiden. Beispielsweise erzeugen die Teilnehmer:innen den Schmerzreiz nicht selbst, sondern der Hitzereiz am Arm wird kontrolliert durch das Forscherteam ausgelöst – es ist also streng genommen gar keine *Selbst*verletzung. Auch können die Teilnehmer:innen den Schmerzreiz nicht frei wählen (z. B., ob sie sich schneiden möchten oder einen Hitzereiz nutzen) wie sie es im echten Leben schon können. Die Verletzung findet auch nicht in einer realen Situation statt, in der die Person sich normalerweise selbst verletzen würde (z. B. eine Stresssituation). Daher können diese Laborstudien nur Hinweise darauf geben, dass die Schmerzbarriere bei Personen, die sich selbst verletzen, insgesamt nicht so gut funktioniert; warum genau, muss aber weiterhin beforscht werden.

2.1.4 Barriere 4: Abneigung gegen NSSV-Reize

Wie die vorher beschriebene Abneigung gegen körperliche Schmerzen haben die meisten Menschen auch eine natürliche Abneigung gegen Reize, die etwas mit Verletzungen und Schmerzen zu tun haben. Dazu gehören vor allen Dingen Blut und Wunden, aber auch Gegenstände, die wir mit Verletzungen in Verbindung bringen wie Skalpelle, Spritzen, Zahnarztbohrer etc. Personen, die sich selbst verletzen, müssen diese natürliche Abneigung überwinden. Dass das prinzipiell gut möglich ist, zeigt sich schon dadurch, dass auch Ärzt:innen und anderes Personal im Gesundheitswesen diese Reize tolerieren kann – sonst könnte nie jemand operiert werden. Ein möglicher Erklärungsansatz, wie dies geschehen kann, ist wieder eine veränderte psychologische *Bewertung* dieser Reize. So wie eine Chirurgin ein Skalpell oder Blut als positiv bewerten kann, weil es Teil ihrer Arbeit zur Heilung eines Patienten ist, kann eine Person, die sich selbst verletzt, auch Blut oder Messer als positiv bewerten, weil sie von der Selbstverletzung ein positives Ergebnis erwartet, zum Beispiel eine Stressreduktion.

Bei regelmäßiger nichtsuizidaler Selbstverletzung kommen dann noch Gewöhnungseffekte hinzu: Je öfter eine Person z. B. Blut sieht, umso weniger macht ihr das in der Regel etwas aus. Das ist beim Medizinstudierenden, der bei der ersten Laborübung umkippt und am Ende selbst ohne Probleme operiert, derselbe Effekt wie bei Personen, die sich selbst verletzen und Blut dann irgendwann gar nicht mehr abstoßend finden. Eine solche Gewöhnung, oder ein allgemeiner Abbau dieser Barriere, kann auch dadurch stattfinden, dass eine Person NSSV-Reizen regelmäßig indirekt ausgesetzt ist – zum Beispiel auch online. Wenn also Bilder von Schnittwunden und Blut zunächst noch Ekel, Angst, Abneigung usw. hervorrufen, kann es passieren, dass mit der Zeit eine Gewöhnung einsetzt, wenn solche Bilder immer wieder angesehen werden. An dieser Stelle sei daher nochmals darauf verwiesen, dass das Posten von Bildern von Selbstverletzungen viele Effekte auf die Follower:innen haben kann, die zunächst vielleicht gar nicht bedacht werden.

2.1.5 Barriere 5: Soziale Normen

In den allermeisten Kulturen ist NSSV nicht akzeptiert und Betroffene erfahren daher eher Ablehnung als Zustimmung, wenn sie sich selbst verletzen. Diese negative Konsequenz hält viele Personen davon ab, sich jemals selbst zu verletzen. Die Barriere der sozialen Norm verliert aber schnell an Relevanz, wenn sich Betroffene z. B. heimlich verletzen und ihre Wunden im Anschluss verstecken. Zudem besteht die Möglichkeit, dass sich Betroffene in einem Umfeld, z. B. einem Freundeskreis, bewegen, in dem NSSV sozial akzeptiert ist. Wie in Kapitel 2.1.1 erwähnt, findet sich NSSV oft gehäuft in Freundeskreisen, das heißt, eine Person, die sich selbst verletzt, hat mit hoher Wahrscheinlichkeit auch Freund:innen, die das ebenfalls tun. Zuletzt gibt es auch einige Betroffene, die die soziale Norm, die NSSV verbietet, bewusst brechen, z. B., um ein deutliches Zeichen zu setzen, wie sehr sie leiden. Dies könnte beispielsweise eine Person sein, die dann auch Bilder ihrer Selbstverletzungen in den sozialen Medien teilt.

2.2 Faktoren, die NSSV belohnend machen

Während die in den vorhergehenden Kapiteln beschriebenen Barrieren gut erklären können, warum manche Menschen damit anfangen, sich selbst zu verletzen, während andere dies niemals tun, können sie nur schwer erklären, warum jemand nicht mehr damit aufhört, sich selbst zu verletzen. Eine der großen Fragen, denen Forscher:innen seit Jahren nachgehen, ist die nach dem Nutzen, dem belohnenden Aspekt von NSSV: Warum verletzt sich jemand selbst? Was hat die Person davon? Wenn man Betroffene nach ihrer Motivation für NSSV fragt, zeigt sich, dass die meisten Betroffenen mehrere verschiedene Gründe angeben, die sich je nach Situation stark unterscheiden können. Das heißt, nicht jede Person nutzt selbstverletzendes Verhalten aus demselben Grund und auch dieselbe Person nutzt es nicht zu jedem Zeitpunkt aus der gleichen Motivation heraus. Tabelle 1 gibt einen Überblick über die Gründe für NSSV, die Betroffene selbst nennen.

Tabelle 1: Häufigkeit, mit der bestimmte Motive für NSSV über 47 Einzelstudien hinweg von Betroffenen bejaht wurden

NSSV-Motiv	Beispielaussage	Bejaht von
Emotionsregulation	„Wenn ich mich selbst verletze, reduziere ich Angst, Frustration, Ärger oder andere überwältigende Gefühle."	71 %
Einen negativen Zustand beenden	„Wenn ich mich selbst verletze, setze ich innere Anspannung frei, die sich in mir aufgebaut hat."	70 %
Einen positiven Zustand erzeugen	„Wenn ich mich selbst verletze, erlaube ich mir, mich darauf zu konzentrieren, die Verletzung zu versorgen, was befriedigend sein kann."	50 %
Selbstbestrafung	„Wenn ich mich selbst verletze, drücke ich meine Wut gegen mich selbst aus, dafür dass ich wertlos oder dumm bin."	51 %
Leiden kommunizieren	„Wenn ich mich selbst verletze, deute ich das emotionale Leid an, das ich empfinde."	42 %
Andere beeinflussen	„Wenn ich mich selbst verletze, stelle ich eine Verbindung zu anderen her."	28 %
Andere bestrafen	„Wenn ich mich selbst verletze, räche ich mich an anderen."	18 %

In der Forschung zu NSSV wurden zudem zahlreiche Modelle entwickelt, die theoretisch zu erklären versuchen, welche Funktionen und belohnenden Konsequenzen selbstverletzendes Verhalten haben kann. Zunächst erklären wir den Nutzen von selbstverletzendem Verhalten wie er im *Nutzen-und-Barrieren-Modell* von Hooley und Franklin beschrieben.

Der Nutzen von selbstverletzendem Verhalten nach Hooley und Franklin

Hooley und Franklin postulieren in ihrem Modell vier zentrale Nutzen von NSSV:

1. Verbesserte Stimmung
2. Befriedigung des Drangs, sich selbst zu bestrafen
3. Stärkung der Zugehörigkeit zur Gruppe
4. Kommunikation von Leiden

Das Besondere an diesem Modell ist, dass das Autorenteam explizit davon ausgeht, dass jede Person, die sich selbst verletzt, diese Formen des Nutzens erleben kann. Menschen, die sich selbst verletzen, unterscheiden sich also von jenen, die es nicht tun, nicht dadurch, dass sie einen besonderen oder ungewöhnlichen Nutzen aus NSSV ziehen. Vielmehr fehlen ihnen die Barrieren zu NSSV, sodass es überhaupt erst zu dem Verhalten kommt. Diese Nutzen kann prinzipiell jede Person, die NSSV praktiziert, erleben, jedoch in unterschiedlich stark ausgeprägter Form. In Kombination mit den Barrieren kann dadurch erklärt werden, warum jemand wieder aufhört, sich selbst zu verletzen. Wenn die Nutzen zu schwach ausfallen und gleichzeitig Barrieren, wie zum Beispiel ein guter Selbstwert, gestärkt werden, kann es zu einer Beendigung des selbstverletzenden Verhaltens kommen.

2.2.1 Nutzen 1: Verbesserung der Stimmung

Über mehrere Studien hinweg geben Betroffene an, dass die Reduktion negativer Gefühle oder anderer unangenehmer Zustände (z.B. innere Anspannung oder belastende Gedanken) *die* Hauptmotivation für NSSV ist (siehe Tabelle 1). Betroffene schildern vor allem, dass sie selbstverletzendes Verhalten in Momenten extremen Stresses, hoher Anspannung oder intensiver negativer Gefühle einsetzen, um diese Belastungen – zumindest kurzfristig – abzuschwächen. Das heißt, dass die meisten Betroffenen ihre eigene Gefühls- und Gedankenwelt regulieren wollen, wenn sie sich selbst verletzen, und nicht die von anderen (z.B. Beeinflussung von Eltern oder Freund:innen). Gleichzeitig gibt es aber auch Personen, die NSSV dazu nutzen, positive Gefühle zu erzeugen (z. B. Gefühle der Stärke), was ebenfalls der Gefühlsregulation dient. In Kapitel 2.3 beschreiben wir im Detail mögliche Erklärungen, warum NSSV hilft, Gefühle zu regulieren.

2.2.2 Nutzen 2: Reduktion des Drangs nach Selbstbestrafung

Ein weiterer Grund für nichtsuizidale Selbstverletzungen, den Betroffene in großen Umfragestudien häufig angeben, ist ein Drang, sich selbst zu bestrafen. Die Schädigung des eigenen Körpers wird für sie zu einer Möglichkeit, diesen Drang zu reduzieren. Betroffene berichten, dass Gefühle wie Schuld, Scham oder Selbsthass, die mit dem Selbstbestrafungsdrang verbunden sind, nach der Selbstverletzung und durch den Anblick der resultierenden Wunde zumindest kurzfristig nachlassen.

Laborstudien, in denen Teilnehmer:innen Schmerzreize (z. B. ein Hitzereiz am Arm) zugefügt wurde, konnten dies bestätigen: Gefühle von Scham oder Schuld wurden durch den Schmerzreiz reduziert. Das heißt, dass NSSV aus dem Motiv der Selbstbestrafung heraus oft auch mit dem Motiv der Emotionsregulation bzw. der Beendigung eines negativen Zustandes einhergeht (siehe Tabelle 1). Weiterhin weist das Autorenteam, das das Nutzen-und-Barrieren-Modell entwickelt hat, darauf hin, dass die Reduktion des Drangs nach Selbstbestrafung insbesondere bei Personen relevant zu sein scheint, denen Barriere 2 (also ein positives Selbstbild) fehlt. Diese Personen nennen Selbstbestrafung häufig als Hauptmotivation für NSSV.

2.2.3 Nutzen 3: Stärkung der Zugehörigkeit zu einer sozialen Gruppe

Ein weiterer möglicher Nutzen von NSSV ist die Stärkung der Zugehörigkeit zu einer „Peergroup". In den vorhergehenden Kapiteln haben wir bereits beschrieben, dass die Wahrscheinlichkeit, mit NSSV anzufangen, höher ist, wenn eine Person Freund:innen hat, die sich auch selbst verletzen, und dass dieses Risiko besonders hoch ist in Gruppen, in denen NSSV ein akzeptiertes oder sogar anerkanntes Verhalten ist. Wenn Betroffene aus ihrer sozialen Gruppe Anerkennung für selbstverletzendes Verhalten erhalten oder sich durch NSSV in ihrer

Zugehörigkeit zur Gruppe gestärkt fühlen, werden sie in Zukunft wahrscheinlich NSSV wieder nutzen. Obwohl dieser Nutzen, also die Stärkung der Zugehörigkeit zu einer sozialen Gruppe, für einige – oft eher junge – Betroffene eine sehr große Rolle spielen kann, so zeigt sich jedoch in Umfragestudien, dass dieser Nutzen insgesamt eine eher geringere Bedeutung hat. Maximal 5 % der Befragten in bisherigen Studien bejahten, dass sie NSSV nutzen, um zu einer Gruppe dazuzugehören oder um Nähe zu einer anderen Person herzustellen.

2.2.4 Nutzen 4: NSSV als Möglichkeit zur Kommunikation

Als vierter Nutzen von NSSV wird die Möglichkeit angenommen, dass NSSV dazu dienen kann, mit anderen zu kommunizieren. In Umfragestudien geben Betroffene beispielsweise immer wieder an, dass NSSV eine Möglichkeit für sie ist, anderen zu zeigen, dass sie unter seelischen Schmerzen leiden (siehe Tabelle 1 auf Seite 35). Die NSSV-Wunde wird so zum körperlichen Sinnbild für dieses seelische Leiden. Dies haben wir in Kapitel 1.4.2 im Zusammenhang mit den Reaktionen von nahestehenden Personen auf NSSV ebenfalls schon einmal geschildert. Wichtig ist, dass diese Form der Kommunikation nur dann gewählt wird, wenn andere, weniger drastische Versuche zu kommunizieren bereits gescheitert sind. In Umfragestudien geben ca. 42% der Betroffenen an, NSSV zu nutzen, um ihren inneren Schmerz äußerlich sichtbar zu machen. Über die Möglichkeit hinaus, durch NSSV das eigene Leiden zu kommunizieren, geben einige Betroffene auch an, selbstverletzendes Verhalten gezielt zu nutzen, um Mitgefühl und Unterstützung von anderen zu erhalten. Oft schildern Betroffene, dass ihr Umfeld auf die körperliche Verletzung reagiert, während zuvor seelische Verletzungen lange ignoriert wurden. Auch hier gingen fast immer andere Versuche voraus, vom Umfeld Unterstützung und Mitgefühl zu erhalten, die aber nicht gesehen wurden.

2.3 Das Vier-Funktionen-Modell von NSSV

Das Vier-Funktionen-Modell von Matthew Nock und Michael Prinstein ist ein weiterer Ansatz zur Erklärung, warum Menschen sich selbst verletzen. Es baut auf den allgemeinen Lerngesetzen auf. Es beschreibt, wie der Name schon sagt, vier mögliche Funktionen von NSSV. Diese unterteilen sich in eine intrapersonelle (d.h. innerhalb der Person liegende) und eine interpersonelle (d.h. zwischenmenschliche) Funktion von NSSV.

Funktionen von NSSV nach Nock und Prinstein

Das Vier-Funktionen-Modell geht von vier zentralen Funktionen aus, die NSSV haben kann:

1. Intrapersonelle positive Verstärkung (ein positiver innerer Zustand wird hergestellt)
2. Intrapersonelle negative Verstärkung (ein negativer innerer Zustand wird beendet)
3. Interpersonelle positive Verstärkung (ein positiver zwischenmenschlicher Zustand wird hergestellt)
4. Interpersonelle negative Verstärkung (ein negativer zwischenmenschlicher Zustand wird beendet)

Wichtig hierbei ist, dass diese Funktionen von Personen mit NSSV mit einem unterschiedlichen Grad an Bewusstheit genutzt werden: Das heißt, es gibt Betroffene, die selbstverletzendes Verhalten beispielsweise ganz bewusst dazu einsetzen, um Streit in der Familie zu beenden (weil sich dann alle erstmal um die Verletzung kümmern müssen). Gleichzeitig gibt es aber auch Betroffene, die dies nicht tun. Sie haben sich eigentlich mit dem Ziel, ein negatives Gefühl zu regulieren, selbst verletzt, die Selbstverletzung führt aber vielleicht gleichzeitig auch dazu, dass in der Familie ein Streit beendet wird. In beiden Fällen käme es also zu interpersoneller negativer Verstärkung – einmal beabsichtigt, einmal unbeabsichtigt. Im Folgenden gehen wir näher auf die einzelnen Funktionen ein und erklären, wie sie dazu beitragen können, dass nichtsuizidales selbstverletzendes Verhalten aufrechterhalten wird.

2.3.1 Intrapersonelle Funktionen von NSSV

Die intrapersonelle Funktion von NSSV besteht darin, dass durch Selbstverletzungen innere Zustände verändert werden. Dazu gehören beispielsweise die in Kapitel 2.2.1 beschriebene Reduktion von negativen Gefühlen und das Erzeugen von positiven Gefühlen durch NSSV (Nutzen 1: verbesserte Stimmung). Das selbstverletzende Verhalten wird intrapersonell entweder positiv oder negativ verstärkt.

Merke: Intrapersonelle positive Verstärkung

Intrapersonelle positive Verstärkung bedeutet, dass auf selbstverletzendes Verhalten eine positive Konsequenz folgt, also ein positives Gefühl oder ein positiver Gedanke, oder dass eine positive Körperempfindung erzeugt wird. Dies kann z.B. ein Gefühl von Stolz oder Erleichterung sein, eine körperliche Entspannung oder positive Gedanken wie „Jetzt ist es erstmal gut".

Intrapersonelle positive Verstärkung umfasst also mehr als nur eine verbesserte Stimmung, sie umfasst alle positiven Konsequenzen auf NSSV, die sich in der Person abspielen – also auch Körperempfindungen, Gedanken und Handlungsimpulse.

Merke: Intrapersonelle negative Verstärkung

Intrapersonelle negative Verstärkung bedeutet, dass durch NSSV ein negativer innerer Zustand abgeschwächt oder beendet wird. Dazu gehören negative Gefühle wie Angst, negative Gedanken wie „Ich bin wertlos", unangenehme Körperempfindungen wie Anspannung und belastende Handlungsimpulse wie der Drang, sich selbst zu bestrafen.

Wenn durch NSSV positive Zustände erzeugt oder negative Zustände beendet werden, geht man davon aus, dass selbstverletzendes Verhalten in Zukunft häufiger gezeigt wird – es wird „verstärkt". Die Person lernt, dass selbstverletzendes Verhalten „gut funktioniert", um negative Zustände zu reduzieren oder positive Zustände zu erzeugen, sie speichert (auch unbewusst) NSSV als hilfreich ab. Wenn dann erneut eine Stresssituation auftritt, ist NSSV als bereits bekannte Strategie, um mit Stress umzugehen, schnell im Kopf und es ist schwierig, eine Alternative zu finden.

Diese Verstärkermechanismen treffen auch keineswegs nur auf Menschen mit NSSV zu, sondern hierbei handelt es sich um universelle Prozesse. Alle Lebewesen lernen aus Konsequenzen.

Wie genau NSSV die Stimmung verbessert (insbesondere negative Zustände abschwächt) wird weiterhin intensiv beforscht und ist letztlich nicht geklärt. Eine gut belegte, mögliche Erklärung ist jedoch, dass NSSV kurzfristig von negativen Gefühlen und Gedanken ablenkt. Diese Ablenkung kann durch viele Faktoren entstehen, z. B. durch den erlebten Schmerz während der Selbstverletzung, die Vorbereitung und Durchführung von NSSV oder auch die Versorgung der Wunde im Anschluss. Wenn Sie diesen Ratgeber als Angehöriger bzw. Angehörige oder Freund:in einer von NSSV betroffenen Person lesen, könnten Sie sich einmal folgende Situation vorstellen:

Beispiel

Sie fühlen sich seit mehreren Stunden ängstlich und grübeln darüber, ob Sie später eine Kündigung von Ihrer Chefin erhalten werden, da sie das in einem Gespräch am Morgen angedeutet hat. Sie können sich auf nichts anderes mehr konzentrieren, fühlen sich körperlich extrem unruhig und angespannt und kreisen in Gedanken immer wieder um die Frage, was passiert, wenn Sie entlassen werden. Sie kommen aus dieser Gedankenspirale gar nicht mehr raus. Irgendwann beschließen Sie, sich einen Tee zu holen. Sie nehmen den Teebeutel aus der Schublade und schließen die Schublade schwungvoll, wobei Sie sich – Au! – zwei Finger einklemmen. Die Finger laufen sofort blau an, Sie denken „Mist, Mist, Mist!" und rennen zum Wasserhahn, um die pochenden Finger zu kühlen. Sie sind erstmal damit beschäftigt, die Finger abzutasten und fragen sich, ob vielleicht etwas gebrochen ist.

Natürlich sind Ihre Sorgen über den Arbeitsplatz dadurch nicht verschwunden. Aber für einen kurzen Moment hatten Sie eine ganz natürliche Orientierungsreaktion auf den Schmerz an Ihren Fingern und wurden aus Ihrer Sorgenspirale rausgerissen. Zumindest für diesen Moment (und wahrscheinlich einige Zeit danach, in der Sie die Finger kühlen) denken Sie nicht an das Gespräch mit der Chefin und fühlen sich nicht vordergründig ängstlich. Diese Orientierungsreaktion, insbesondere bei Schmerzen, ist ein ganz natürlicher Prozess, den prinzipiell alle Menschen erleben – die meisten Menschen setzen ihn nur nie so zielgerichtet ein wie NSSV-Betroffene.

Merke

Zur intrapersonellen negativen Verstärkung gehört auch ein Spezialfall von NSSV, nämlich mit dem selbstverletzenden Verhalten einen dissoziativen Zustand zu beenden. *Dissoziation* bedeutet, dass eine Person für eine gewisse Zeit (meistens einige Minuten) entweder von sich selbst oder von ihrer Umwelt losgelöst ist. Dissoziationen treten oft im Rahmen von Traumafolgestörungen, wie einer Posttraumatischen Belastungsstörung, oder Borderline-Persönlichkeitsstörung auf.

Manche Betroffene können während einer Dissoziation einzelne Körperteile nicht mehr richtig spüren oder erleben ihren ganzen Körper als taub und wie eingefroren oder sie haben das Gefühl, sie betrachten sich selbst von außen und „stehen neben sich". Andere haben das Gefühl, sie sehen alles wie durch einen Nebelschleier, nehmen Geräusche in ihrer Umgebung nur ganz gedämpft wahr oder haben den Eindruck, die Welt um sie herum sei nicht echt und sie „wie im falschen Film". All diese Zustände sind extrem unangenehm, weshalb einige Menschen, die unter Dissoziation leiden, NSSV nutzen, um diese zu beenden. Durch die Verletzung wird von außen ein so starkes Signal an den Körper gesendet, dass es wie ein kurzer Schock für das ganze System der Person wirkt und dadurch oft die Dissoziation beendet werden kann. Die Gefahr ist, dass die Schwere der Selbstverletzung während einer Dissoziation unterschätzt wird. Die Person befindet sich in einem Zustand, in dem sie sich oder ihre Umwelt als unwirklich erlebt und manchmal auch weniger Schmerzempfinden hat. Dadurch kann es leicht passieren, dass z.B. ein Schnitt viel tiefer gesetzt wird, als die Person eigentlich wollte, und es zu schweren Verletzungen kommt.

2.3.2 Interpersonelle Funktionen von NSSV

Zusätzlich zur intrapersonellen Funktion beschreibt das Vier-Funktionen-Modell von Nock und Prinstein auch eine interpersonelle (d.h. zwischenmenschliche) Funktion von NSSV. In Kapitel 1.4.2 haben wir diese Funktion von NSSV bereits kurz angesprochen. Auch die interpersonelle Verstärkung kann entweder positiv oder negativ sein.

Merke: Interpersonelle positive Verstärkung

Interpersonelle positive Verstärkung bedeutet, dass auf NSSV eine positive zwischenmenschliche Konsequenz folgt. Dies kann beinhalten, dass eine andere Person etwas Positives tut (z.B. Zuneigung zeigt) oder dass eine zwischenmenschliche Beziehung durch NSSV gestärkt wird (z.B. gestärkte Zugehörigkeit zu einer Gruppe).

Verhaltensweisen, die positiv verstärkend sein können, sind:

- Trösten und Mitgefühl äußern (z.B. sich Zeit für ein langes Gespräch nehmen und darin mitfühlende, hoffnungsvolle Botschaften äußern, die man sonst nicht sendet)
- Positiver Körperkontakt (z.B. in den Arm nehmen; kuscheln)
- Positive Aktivitäten (z.B. einen Filmabend machen, um die betroffene Person abzulenken; das Lieblingsessen der Person kochen/bestellen; der betroffenen Person Dinge kaufen, die sie sonst nicht bekommt)
- Der Person mehr Aufmerksamkeit schenken als sonst (z.B. eigene Termine absagen, um bei der betroffenen Person zu Hause zu bleiben; im Zimmer des betroffenen Kindes schlafen; zur betroffenen Freundin hinfahren und bei ihr bleiben, bis es ihr besser geht)
- Die betroffene Person mehr teilhaben lassen als sonst (z.B. als Eltern Aktivitäten erlauben, die sonst verboten sind; als Freund die betroffene Person mit in eine Gruppe einschließen, zu der sie bisher nicht gehörte)

Merke: Interpersonelle negative Verstärkung

Interpersonelle negative Verstärkung bedeutet, dass durch nichtsuizidales selbstverletzendes Verhalten ein negativer zwischenmenschlicher Zustand abgeschwächt oder beendet wird. Dazu gehört beispielsweise, dass andere Personen sich der betroffenen Person gegenüber seltener oder gar nicht mehr negativ verhalten (z.B. aufhören, die Person zu ignorieren), und dass negative Interaktionen mit anderen Personen seltener oder gar nicht mehr auftreten bzw. beendet werden (z.B. ein Streit).

Interpersonelle negative Verstärkung fasst also alle Konsequenzen von NSSV zusammen, die damit zu tun haben, dass negative zwischenmenschliche Situationen aufhören oder erträglicher werden. Dies ist besonders relevant, da die psychologische Forschung zeigen konnte, dass zwischenmenschliche Konflikte und akute Probleme in Beziehungen ein starker Auslöser für NSSV sind. Mit anderen Worten: Niemand würde NSSV mit dem Ziel nutzen, einen Streit zu beenden, wenn es nicht immer wieder schlimme, für die Person überfordernde Streitigkeiten geben würde. Verhaltensweisen, die negativ verstärkend sein können, sind:

- Einen Streit beenden
- Abwertende oder vorwurfsvolle Aussagen beenden
- Aufhören, die von NSSV betroffene Person anzuschreien
- Aufhören, die von NSSV betroffene Person zu ignorieren
- Anforderungen an die von NSSV betroffene Person reduzieren (z. B. bei der Hausarbeit entlasten; erlauben, dass das Kind einige Tage nicht in die Schule geht; Probleme gegenüber der Freundin nicht ansprechen)

2.3.3 Wie können Angehörige vermeiden, NSSV zu verstärken?

Das Vier-Funktionen-Modell würde also vorhersagen, dass alle fürsorglichen, zugewandten Reaktionen auf nichtsuizidale Selbstverletzungen diese in Zukunft wahrscheinlicher machen. Bedeutet dies nun, dass Angehörige nicht mit Mitgefühl und Fürsorge auf NSSV reagieren dürfen? *Nein.* Denn ob mitfühlende, fürsorgliche Aufmerksamkeit dazu führt, dass NSSV verstärkt wird (also häufiger auftreten wird), hängt maßgeblich von zwei Faktoren ab:

1. Wie stark sind das Verhalten und die Konsequenz verknüpft?
2. Wie zeitlich nah zueinander treten NSSV und die Konsequenz auf?

Der erste Punkt hängt vor allem damit zusammen, wie ungewöhnlich oder besonders das Verhalten ist, welches auf das selbstverletzende Verhalten folgt. Wenn Eltern ihrem Kind beispielsweise unter normalen Umständen nie besondere Aufmerksamkeit schenken, mit ihm keine Aktivitäten wie Filmeabende unternehmen oder Lieblingsessen bestellen, dem Kind nicht gut zuhören, es quasi nie in den Arm nehmen oder trösten, *dann* wäre ein solches Verhalten ziemlich ungewöhnlich und damit besonders, wenn es nun als Reaktion auf NSSV gezeigt werden würde. Es wäre eine sehr starke positive Konsequenz, weil die Eltern dieses positive Verhalten sonst ja nie oder nur sehr selten zeigen. Je besonderer die Reaktion auf selbstverletzendes Verhalten ausfällt, umso wahrscheinlicher ist es, dass es positiv verstärkt wird und dass Angehörige oder Freund:innen es den Betroffenen dadurch schwerer machen, wieder mit den Selbstverletzungen aufzuhören. Anders gesagt, wenn die Familie den Betroffenen durch ihr Verhalten signalisiert, dass NSSV die einzige

Möglichkeit ist, positive Zuwendung zu bekommen, ist es völlig logisch, dass NSSV nicht aufhören wird.

Daher gilt:
- Zeigen Sie positive Zuwendung nicht nur nach Selbstverletzungen, sondern auch zu anderen Zeitpunkten. Versuchen Sie, für die betroffene Person immer da zu sein und nicht nur, nachdem eine nichtsuizidale Selbstverletzung stattgefunden hat.
- Gestalten Sie die positive Zuwendung nach NSSV nicht anders als sonst. Zeigen Sie kein Verhalten nach NSSV, dass Sie sonst nie oder nur sehr selten zeigen (z. B. im Zimmer des:der Jugendlichen schlafen, besondere Ausflüge o. Ä. machen). Reagieren Sie mit Mitgefühl und einem für Ihre Beziehung normalen Maß an Aufmerksamkeit.
- Versuchen Sie, die betroffene Person zu verstehen und mit ihr gemeinsam zu besprechen, wie in Zukunft als Team auf NSSV reagiert werden kann.

Gleiches gilt für den Bereich der interpersonellen negativen Verstärkung. Auch hier darf das Verhalten von Angehörigen oder Freund:innen nicht an das selbstverletzende Verhalten gekoppelt werden. Das heißt:
- Machen Sie NSSV nicht zur einzigen Möglichkeit der betroffenen Person, negative Interaktionen zu beenden. Suchen Sie gemeinsam (oder mit professioneller Hilfe) nach anderen Wegen, um Streitigkeiten in der Familie, Partnerschaft oder mit Freund:innen zu beenden – reagieren Sie nicht erst, wenn sich jemand verletzt.
- Versuchen Sie, Auslöser für NSSV in Ihrer Familie, Partnerschaft oder in der Beziehung mit Freund:innen zu vermeiden (z. B. die andere Person ignorieren oder anschreien, Vorwürfe machen). Holen Sie sich hierbei wenn nötig professionelle Hilfe.
- Prüfen Sie außerhalb einer NSSV-Situation, ob Ihre Anforderungen an die betroffene Person realistisch und angemessen sind, und passen Sie diese gegebenenfalls insgesamt an. Tun Sie dies nicht in direkter Folge einer Selbstverletzung (z. B. reduzieren Sie die Aufgaben Ihres Kindes im Haushalt allgemein und nicht nur für die zwei Tage unmittelbar nach der letzten Selbstverletzung).

Bei fast allen dieser Vorschläge wird auch bereits der zweite Faktor, der bei einer Verstärkung von NSSV eine Rolle spielt, nämlich die zeitliche Nähe der NSSV zu der Konsequenz, aufgegriffen. Die Grundidee ist, dass ein Verhalten, das sofort auf NSSV folgt, mehr verstärkt als eines, das zeitlich verzögert und auch zu anderen Zeitpunkten erfolgt. Wenn z. B. sofort nach der Selbstverletzung des Kindes *besondere* Aktivitäten gestartet werden („Komm, wir machen etwas Schönes zusammen und lenken dich ab"), ist das deutlich mehr verstärkend, als wenn die Eltern irgendwann in derselben Woche mit dem Kind etwas Schönes unternehmen und sich gut um das Kind kümmern.

Das Wesentliche all dieser Punkte ist: Wenn die Beziehung zu der Person, die sich selbst verletzt, im Allgemeinen gut ist, laufen Sie weniger Gefahr, das selbstverletzende Verhalten durch Ihr eigenes Verhalten zu verstärken. Wenn Sie beispielweise Ihrem Partner bzw. Ihrer Partnerin häufig mit positiver Aufmerksamkeit begegnen, wird dies auch nach einer Selbstverletzung nicht ungewöhnlich sein. Sie dürfen sich natürlich um die betroffene Person kümmern und bei starken Selbstverletzungen ist oft auch die Einleitung einer medizinischen Behandlung notwendig, wenn z. B. stärkere Blutungen oder Verletzungen aufgetreten sind. Versuchen Sie gleichzeitig, aufmerksam dafür zu sein, ob Ihre Reaktionen extremer ausfallen als sonst und dadurch positiv verstärkend sein könnten. Bemühen Sie sich zudem, zwischenmenschliche Auslöser für NSSV zu vermeiden, damit NSSV nicht zu einer Methode wird, um in Ihrer Beziehung wieder Frieden herzustellen.

3 Was kann man dagegen tun?

3.1 Überblick über die Behandlung

Grundsätzlich gilt: Eine Behandlung von NSSV ist dann angezeigt, wenn entweder die betroffene Person oder ihre Umgebung unter dem Verhalten leidet. Ein guter Anhaltspunkt, ob man Hilfe aufsuchen sollte, sind auch die in Kapitel 1.2.2 genannten diagnostischen Kriterien der NSSV-Störung. Diese Hilfe kann unterschiedliche Formen haben: Eine erste Anlaufstelle könnte der:die Hausärzt:in, eine Beratungsstelle oder die nächstgelegene psychiatrische oder psychosomatische Klinik sein. Diese können dann mit Ihnen gemeinsam entscheiden, ob eine Psychotherapie sinnvoll ist oder ob evtl. ein niederschwelliges Beratungsangebot ausreichend ist. Mittlerweile gibt es auch zahlreiche niederschwellige Online-Angebote, z. B. das Online-Programm STAR (https://star-projekt.de) oder Jugend-Support (https://jugend.support/selbstgefaehrdung-sucht/selbstverletzendes-verhalten). Bei dem vom Bundesministerium für Bildung und Forschung geförderten STAR-Programm handelt es sich um ein Projekt zur Online-Behandlung von NSSV und zur Erfassung von Faktoren, die dazu führen, dass Personen aufhören, sich selbst zu verletzen. Auf der Website von Jugend-Support werden u. a. umfangreiche Informationen über NSSV zur Verfügung gestellt und Adressen genannt, wo Betroffene Hilfe finden können.

Generell gilt Psychotherapie als das Vorgehen der Wahl bei NSSV. Bei der Behandlung ist zwischen einer ambulanten und (teil-)stationären psychotherapeutischen Behandlung zu unterscheiden. Eine stationäre Behandlung ist jedoch eher eine Ausnahme und meist nur dann angezeigt, wenn NSSV im Rahmen einer anderen schweren psychischen Erkrankung wie der Borderline-Persönlichkeitsstörung oder einer Depression auftritt. Dann könnte ggf. auch eine begleitende Medikation wichtig sein.

Bei der Psychotherapie können vier verschiedene therapeutische Verfahren unterschieden werden, deren Bezahlung von den Krankenkassen übernommen wird: Verhaltenstherapie (VT), Tiefenpsychologisch fundierte Psychotherapie (TP), Psychoanalyse (PA) sowie Systemische Therapie (ST). Bei NSSV wird am häufigsten die Verhaltenstherapie angewandt. Zu diesem Psychotherapieansatz liegen auch die meisten Wirksamkeitsuntersuchungen vor. Diese Studien haben untersucht, ob sich durch die Behandlung (mit VT) die Zahl der Selbstverletzungen reduziert hat.

Jedem Therapieverfahren (VT, TP, PA, ST) werden bestimmte therapeutische Methoden zugeordnet; für die Zuordnung ist ausschlaggebend, ob sie nach den Grundlagen der jeweiligen Verfahren funktionieren. Zur Behandlung von NSSV sind das innerhalb der VT die Kognitive Verhaltenstherapie (KVT), die Dialektisch-Behaviorale Therapie (DBT) und die Schematherapie. Innerhalb der TP sind das die Mentalisierungsbasierte Therapie (MBT) und die Psychodynamische Interpersonelle Therapie. Studien konnten zeigen, dass sich Patient:innen, die eine dieser fünf Therapien erhielten, seltener selbstverletzten als Personen, die zeitgleich keine Therapie erhalten haben oder mit einer anderen Therapiemethode behandelt wurden. Mit der DBT-A sowie MBT-A gibt es zudem spezifische Weiterentwicklungen für die Behandlung von Jugendlichen. Auch bei diesen fand sich eine bedeutsame Abnahme von NSSV.

Therapiemethoden, deren Wirksamkeit für die Behandlung von NSSV belegt ist

Es gibt aktuell fünf Therapiemethoden, für die in wissenschaftlichen Studien gezeigt werden konnte, dass sie die Häufigkeit von NSSV bedeutsam verringern:

1. Kognitive Verhaltenstherapie
2. Dialektisch-Behaviorale Therapie (mit spezieller Weiterentwicklung für Jugendliche)
3. Schematherapie
4. Mentalisierungsbasierte Therapie (mit spezieller Weiterentwicklung für Jugendliche)
5. Psychodynamische Interpersonelle Therapie

Die bisher genannten Therapiemethoden und -verfahren werden meist als ambulante Psychotherapie durchgeführt, typischerweise mit einer Therapiesitzung pro Woche für die Dauer von ein bis zwei Jahren. Bei der DBT wie auch der MBT werden häufig neben der Einzeltherapie zusätzliche Gruppentherapien durchgeführt. Bei der DBT handelt es sich hierbei um eine Gruppe, in welcher u.a. Fertigkeiten zur Verhinderung von NSSV vermittelt werden. Die DBT und die MBT gibt es auch als (teil-)stationäre Behandlung, die dann in kürzerer Zeit durchgeführt wird.

Ein weiterer Therapieansatz, der zunehmend auch als Online-Therapie angeboten wird, ist das sogenannte „Cutting-Down-Programm". Es handelt sich dabei um eine ambulante Kurzzeit-Psychotherapie für Jugendliche, die von NSSV betroffen sind. Es besteht aus 8 bis 12 Einzeltherapiesitzungen und vier Hauptmodulen, aus denen je nach den Bedürfnissen der Betroffenen ausgewählt werden kann. Die Module beinhalten (1) Wissensvermittlung und Therapiemotivation, (2) Identifizierung der Gründe für NSSV, (3) alternative Verhaltensweisen zu NSSV und (4) Konsolidierung des Gelernten und Stabilisierung alternativer Verhaltensweisen. Die Beteiligung der Eltern ist bei Bedarf möglich. Die Online-Version des Programms wird derzeit in einer großen Studie in Deutschland bei 700 Jugendlichen mit NSSV untersucht (STAR-Programm, siehe oben). Falls sich hier zeigen sollte, dass die Online-Behandlung wirksam ist, stünde damit in Zukunft eine zusätzliche therapeutische Möglichkeit zur Verfügung. Dies wäre im Anbetracht des derzeitigen Mangels an ambulanten psychotherapeutischen Angeboten ein wichtiger Baustein für die Behandlung von NSSV.

Zusammengefasst kann man also sagen, dass die KVT, DBT, die Schematherapie, die MBT, die Psychodynamische Interpersonelle Therapie und möglicherweise zusätzlich das Cutting-Down-Programm gut geeignet sind, selbstverletzendes Verhalten zu behandeln. Zudem werden zukünftig sicherlich auch Online-Therapieangebote eine größere Rolle spielen.

3.2 Behandlungsleitfaden: Wie sieht die Behandlung konkret aus?

Dem nachfolgend beschriebenen Behandlungsleitfaden liegt die Annahme zugrunde, dass NSSV-Betroffene in ihrem bisherigen Leben nicht gut genug gelernt haben, wie sie mit starken Gefühlen oder innerer Anspannung und den Auslösern dafür umgehen können. Das heißt, es fehlt ihnen an Fertigkeiten, um Gefühle und innere Anspannung zu regulieren (Fertigkeiten-Defizit-Modell). Die Folge ist eine Hilf- und Machtlosigkeit gegenüber unangenehmen

Gefühlen wie Traurigkeit, Scham, Schuld, Ärger und Angst und manchmal auch gegenüber angenehmen Gefühlen wie Liebe, Freude oder Stolz. Wenn ein Gefühl ausgelöst wird, das so stark ist, dass es die Fertigkeiten der betroffenen Person, damit umzugehen, übersteigt, kann es sein, dass die Person auf selbstverletzendes Verhalten als schnell wirksame (langfristig allerdings sehr schädliche) Verhaltensweise zurückgreift. NSSV ist also ein Versuch, starke Gefühle abzuschwächen oder zu beenden (siehe auch Kapitel 2.2.1 über NSSV als Mittel zur Verbesserung der Stimmung), wenn der normale „Werkzeugkoffer", den die Person für den Umgang mit ihren Gefühlen hat, nicht ausreicht. Oft ist dies in Situationen der Fall, die sehr starke Gefühle, Stress oder Anspannung auslösen – die meisten Betroffenen können mit weniger schwierigen Situationen ohne den Einsatz von NSSV gut umgehen.

Wie in Kapitel 2.3.1 beschrieben, kommt es, wenn NSSV eingesetzt wird, zu einer Abschwächung oder Beendigung des unangenehmen Gefühls oder der Anspannung (intrapersonelle negative Verstärkung). Die Forschung nimmt an, dass NSSV wahrscheinlich zu einer Wiederherstellung der normalen Hirnfunktion führt und die betroffene Person darüber wieder Kontrolle über sich gewinnen und den Zustand der Hilf- und Machtlosigkeit für diesen Moment auflösen kann. Zusätzlich kann auch ein angenehmer Zustand, wie z. B. Erleichterung, erzeugt werden (intrapersonelle positive Verstärkung). All diese positiven Auswirkungen von NSSV führen dazu, dass Betroffene in Zukunft wahrscheinlich wieder selbstverletzendes Verhalten einsetzen werden, da sie die Erfahrung gemacht haben, dass es kurzfristig „geholfen" hat.

Dem Erleben Betroffener, dass NSSV kurzfristig dabei hilft, negative Gefühle, Anspannung etc. zu bewältigen, stehen zahlreiche negative mittel- und langfristigen Folgen von NSSV gegenüber. Gefühle teilen einer Person immer etwas über sich selbst mit (z. B. „Was ist für mich angenehm, was unangenehm?") und stellen damit die Grundlage der eigenen Identität dar. Werden Gefühle abgelehnt oder „weggeschnitten", lehnt die betroffene Person damit auch immer gleichzeitig sich selbst ab, unterbindet den Kontakt zu sich selbst. Hinzu kommt, dass nicht zugelassene Gefühle nicht einfach verschwinden, sondern im Gegenteil stärker werden; allerdings zeigen sie sich nicht mehr so offen und treten häufig an anderer, zumeist unangemessener Stelle zutage. Dies kann sich beispielsweise darin zeigen, dass sich der nicht zugelassene Ärger auf den Partner in Hass auf sich selbst umwandelt; oder die nicht zugelassene Angst zur Panik wird; oder sich der Ärger auf den Kollegen zu Hause gegenüber der Familie entlädt. Sobald ein wesentlicher Teil der Lebensenergie für die Ablehnung von Gefühlen verwendet wird, steht diese Energie nicht mehr für möglicherweise notwendige andere Aufgaben zur Verfügung – z. B. kann die Energie fehlen, um aktiv in der Schule am Unterricht teilzunehmen oder den eigenen Beruf gut zu bewältigen. Quälendes Leid ist die Folge, welches häufig der Anlass für das Aufsuchen einer Therapie ist.

Um die Voraussetzung für einen hilfreichen Zugang zu den eigenen Gefühlen zu schaffen, wird zu Beginn der Therapie daran gearbeitet, selbstverletzendes Verhalten und andere langfristig nicht hilfreiche Verhaltensweisen zur Gefühlsregulation (wie z. B. Alkoholkonsum) zu reduzieren. Gleichzeitig wird der Aufbau bzw. die Verbesserung von kurzfristig und langfristig hilfreichen Strategien vorangetrieben. NSSV wird als Vermeidungsverhalten von Gefühlen verstanden, welches es in einem ersten Schritt zu blockieren gilt, damit neue Verhaltensweisen erwachsen können. Im weiteren Verlauf der Therapie wird der Akzeptanz von Gefühlen und damit von sich selbst zunehmend mehr Raum gegeben. Eine so aufgebaute Psychotherapie stellt die Gefühle der Person ins Zentrum und bedeutet daher eine beständige Konfrontation mit den eigenen Gefühlen und damit mit sich selbst. Allerdings wird das Ausmaß an Konfrontation mit den eigenen Gefühlen stets auf die Möglichkeiten und Belastungsgrenzen der Betroffenen abgestimmt. Langfristig wird sich die Belastung dann deutlich reduzieren – und zwar deutlich unter das Niveau, das erlebt wurde, solange NSSV noch genutzt wurde. Garantiert!

Wichtig: Ist aufgrund zeitgleich auftretender (komorbider) schwerer anderer psychischer Erkrankungen ein erfolgreicher Verlauf der Therapie nicht zu erwarten, sollten diese anderen Erkrankungen vorrangig in einer spezifischen Therapie behandelt werden. Hierzu zählen z. B. psychotische Erkrankungen, schweres Untergewicht oder Drogen- und Alkoholabhängigkeit. Erst nach deren erfolgreicher Behandlung kann mit der hier beschriebenen Therapie begonnen werden. Auch haben viele der Betroffenen, die sich regelmäßig und schwer selbst verletzen, frühere Traumatisierungen erfahren. Bei diesen Betroffenen ist neben dem in diesem Ratgeber beschriebenen therapeutischen Vorgehen eine zusätzliche Traumatherapie empfehlenswert.

Die nachfolgend beschriebene ambulante Therapie für NSSV besteht aus einer Vorbereitungsphase und drei aufeinander aufbauenden Therapiephasen.

Grundidee der Behandlung von NSSV

- NSSV ist ein Versuch, mit Gefühlen umzugehen, der langfristig nicht hilfreich ist.
- Durch NSSV werden Gefühle, die als unkontrollierbar und/oder unerträglich erlebt werden, vermieden (z. B. „weggeschnitten").
- Gefühle bilden die Grundlage für wirksames Verhalten sowie für die eigene Identität.
- Solange Betroffene ihre eigenen Gefühle durch NSSV vermeiden, ist eine erfolgreiche Therapie nicht möglich.
- Zu Beginn der Therapie wird daran gearbeitet, NSSV zu reduzieren, um den Weg für neue Strategien, mit Gefühlen umzugehen, freizumachen.

3.2.1 Therapiephase 0 (Vorbereitungsphase)

Die Vorbereitungsphase (Therapiephase 0) erstreckt sich über 3 bis maximal 10 Sitzungen. Innerhalb dieser Vorbereitungsphase werden für die Therapie notwendige Informationen eingeholt wie auch vermittelt. Thema ist vor allem die Angst davor, den eigenen Gefühlen hilflos ausgesetzt zu sein, wenn das selbstverletzende Verhalten eingestellt wird. Diese Angst ist sehr nachvollziehbar und wird von den meisten Betroffenen geteilt. Die Erfahrung zeigt jedoch, dass es recht schnell möglich ist, die notwendigen Fertigkeiten zur Gefühlsregulation zu erlernen und anzuwenden. Es gibt eine sehr treffende Aussage, die Betroffenen an dieser Stelle weiterhelfen kann: „Bislang hat noch niemand durch zugelassene Gefühle Schaden genommen, sehr wohl aber durch die Folgen unterdrückter Gefühle". Die Vorbereitungsphase endet mit der schriftlichen Abmachung, die nichtsuizidalen Selbstverletzungen einzustellen. Zusätzlich verpflichten sich die Betroffenen, während der Therapie keinen Suizidversuch zu begehen. Dies ist vor allem dann wichtig, wenn Suizidalität oder gar Suizidversuche im bisherigen Leben eine wichtige Rolle gespielt haben.

3.2.2 Therapiephase 1

Therapiephase 1 dauert meistens drei Monate, in seltenen Fällen auch bis zu einem Jahr. Ziel dieser Therapiephase ist der Rückgang von NSSV und, sofern vorhanden, anderer schwerwiegender problematischer Verhaltensweisen zur Gefühlsregulation wie Alkohol- oder Drogenkonsum, Medikamentenmissbrauch, riskantes Verhalten wie schnelles Autofahren, riskante sexuelle Kontakte oder impulsives Geldausgeben. Der Hauptanteil der Therapiesitzung wird in dieser Therapiephase für das Erstellen und Besprechen von Verhaltensanalysen und den daraus resultierenden Lösungsanalysen genutzt. *Verhaltensanalysen* sind ein therapeutisches Arbeitsinstrument, mit dem das Problemverhalten NSSV in seinen Einzelheiten verstanden werden soll, z. B., was vor der Selbstverletzung passiert ist, was währenddessen gedacht wurde und welche positiven und negativen Folgen auftraten. Erst wenn das Auftreten von NSSV sowohl von dem:der Therapeut:in wie auch dem:der Betroffenen voll und ganz nachvollzogen werden kann, kann eine effektive Lösung gefunden werden, um das Problemverhalten zu reduzieren und dann auch ganz einzustellen. Über die *Lösungsanalyse* werden alternative, langfristig hilfreiche Verhaltensweisen entwickelt. In einem täglich auszufüllenden Wochenprotokoll notieren Betroffene, welches Problemverhalten in den letzten Tagen aufgetreten ist, sodass sich der:die Therapeut:in zu Beginn der Therapiestunden einen schnellen Überblick über die zurückliegende Woche machen kann. Auf Grundlage dieser Informationen wird dann die Therapiestunde strukturiert.

Parallel zur wöchentlichen ambulanten Einzeltherapie ist es empfehlenswert, an einem Fertigkeitentraining in der Gruppe teilzunehmen, um dort funktionale Strategien (sogenannte Skills) zu erlernen, die statt NSSV angewandt werden sollen. Das von Martin Bohus und Martina Wolf-Arehult (2018) erstellte Fertigkeitentraining (Skillstraining) besteht aus fünf Modulen:

1. Fertigkeiten zur Regulation unangenehmer Spannungs- und Stresszustände (Stresstoleranz)
2. Fertigkeiten zur Gefühlsregulation
3. Fertigkeiten zur Regulation zwischenmenschlicher Beziehungen
4. Fertigkeiten zur Verbesserung der Achtsamkeit
5. Fertigkeiten zur Verbesserung des Selbstwertes

Das Gruppentraining erstreckt sich in der Regel über ein Dreivierteljahr. Bei Bedarf kann das Fertigkeitentraining auch wiederholt werden. In vielen Städten im deutschsprachigen Raum werden solche Fertigkeiten- bzw. Skillsgruppen mittlerweile angeboten. Die Bezahlung erfolgt entweder über die Krankenkasse, über das persönliche Budget im Rahmen einer Wiedereingliederungshilfe oder privat.

In Therapiephase 1 werden auch mögliche zwischenmenschliche positive wie auch negative Verstärker (siehe Kapitel 2.3.2) besprochen. Zu diesem Anlass kann es hilfreich sein, dass Angehörige und Freund:innen mit in die Therapiestunden eingeladen werden, um mögliches alternatives Verhalten zu besprechen, welches die Betroffenen bei der Erreichung ihrer Ziele unterstützt (z.B., dass nahestehende Personen zur Verfügung stehen, bevor es zu einer Selbstverletzung kommt). In einzelnen Fällen ist es denkbar, dass die Therapie nach Therapiephase 1 abgeschlossen werden kann. Dies ist vor allem dann der Fall, wenn es sich noch um sehr junge Betroffene handelt, die NSSV noch nicht lange praktizieren. Auch deswegen empfehlen wir, wenn selbstverletzendes Verhalten regelmäßig auftritt, so früh wie möglich einen:eine Therapeut:in aufzusuchen, der:die auf NSSV spezialisiert ist, und sei es nur für ein paar wenige Stunden.

3.2.3 Therapiephase 2

Therapiephase 2 beginnt, sobald es gelingt, selbstverletzendes und anderes Problemverhalten zur Gefühlsregulation anhand der erlernten Fertigkeiten zumindest weitgehend zu kontrollieren. Ziel dieser Therapiephase ist es, Gefühle wahrzunehmen, zuzulassen und anzunehmen. Gleichzeitig gilt es zu lernen, die zu den Gefühlen dazugehörigen auslösenden Situationen noch besser zu erkennen und Lösungen, wann immer möglich, herbeizuführen. Je nach Schwere der Problematik kann sich Therapiephase 2 über ein bis zwei Jahre erstrecken.

Darüber hinaus werden akute Probleme im aktuellen Leben der Betroffenen behandelt, insbesondere berufliche wie auch soziale. Es hat sich gezeigt, dass Arbeitslosigkeit, Berentung oder anderweitig verursachte Nichtteilhabe am Arbeitsleben weitergehende Therapiefortschritte ernsthaft gefährden können. Für die meisten Menschen stellen eine regelmäßige Arbeit und das damit einhergehende Einkommen eine maßgebliche Quelle der Selbstverstärkung dar: Eine regelmäßige Tätigkeit führt zu einer Strukturierung des Tages, bringt Sinnhaftigkeit mit sich und fördert das soziale Selbstbewusstsein. Diese Aspekte sind umso höher zu bewerten, je jünger der oder die Betroffene ist. Genauso wichtig ist die Teilnahme am sozialen Leben, die zumeist untrennbar mit dem Arbeitsleben in Verbindung steht. Viele Personen, die sich selbst verletzen, neigen häufig zu ausgeprägten Schamgefühlen, was dazu führt, dass sie sich aus dem sozialen Leben zurückziehen. Die soziale Teilhabe ist jedoch eine entscheidende Komponente für psychische Gesundheit. Entsprechend wird auch auf das Thema Scham und das damit verbundene Rückzugsverhalten in Therapiephase 2 eingegangen.

3.2.4 Therapiephase 3

Ziel der dritten Therapiephase ist es, eine zufriedenstellende Lebensqualität zu entwickeln, indem Strategien zur Förderung der Selbstachtung und des achtsamen Selbstmitgefühls erlernt werden. Hierbei lernen die Betroffenen, sich in Momenten des Leidens freundlich und wohlwollend zu begegnen; ähnlich, wie sie mit einem:einer Freund:in umgehen, dem:der es gerade schlecht geht. Wie in Kapitel 2.1.2 beschrieben, sind ein positiver Selbstwert und ein ausgeglichenes Selbstbild eine wichtige Barriere gegen NSSV und diese Barriere soll in der letzten Therapiephase ausgebaut werden. Betroffene sollen lernen, sich so anzunehmen und wertzuschätzen, wie sie sind – inklusive aller Eigenarten und Besonderheiten, die einen jeden Menschen so einzigartig machen. Die Dauer der dritten Therapiephase ist nicht näher festgelegt. In der Regel gilt jedoch: Je schwerer ausgeprägt die Problematik ist, desto später kann die dritte Therapiephase beginnen und desto länger dauert sie an.

Die vier Phasen der Behandlung

Die Therapie von NSSV gliedert sich in vier Phasen:

- *Phase 0 (Vorbereitungsphase):* Kennenlernen und Erarbeiten der Motivation dafür, NSSV zu reduzieren und sich stattdessen den eigenen Gefühlen zu stellen.
- *Phase 1:* Erstellen von Verhaltensanalysen, um zu verstehen, welche Auslöser und Folgen NSSV hat. Erarbeiten von Fertigkeiten, die anstelle von NSSV eingesetzt werden können.
- *Phase 2:* Arbeit am Umgang mit Gefühlen und Bearbeitung von schwierigen Situationen im aktuellen Leben, die Auslöser für NSSV sein könnten.
- *Phase 3:* Verbesserung der Selbstachtung und des Selbstmitgefühls.

3.3 Was kann ich zu meiner Behandlung beitragen?

Wie bei jeder Psychotherapie ist auch bei der Behandlung von NSSV eine aktive Beteiligung an der Psychotherapie sehr wichtig. Psychotherapie, insbesondere die Verhaltenstherapie, wirkt ja gerade dadurch, dass man Verhaltensprobleme erkennt und durch neues Verhalten ersetzt. Dafür ist NSSV ein gutes Beispiel und lässt sich in vier wesentlichen Punkten zusammenfassen:

1. *Hingehen:* Der erste Schritt ist oftmals der schwerste, nämlich überhaupt Beratung aufzusuchen oder eine Therapie zu beginnen. Wie bei vielen psychischen Problemen vergehen oft Jahre bis die betroffenen Personen sich eingestehen, dass sie Hilfe brauchen und dann dauert es oft auch noch eine ganze Weile, bis Hilfsangebote aufgesucht werden. Der erste Schritt kann zum Beispiel sein, sich bei dem:der Hausärzt:in oder einer Beratungsstelle zu melden und dann gemeinsam zu schauen, ob weitergehende Hilfe oder eine Therapie benötigt wird. Wenn dieser Schritt einmal gemacht ist, wird es erfahrungsgemäß einfacher, sich auch längerfristig jemandem anzuvertrauen, um mit dieser Person (Ärzt:in, Therapeut:in) zu sprechen. Aber auch wenn eine Therapie einmal begonnen ist, muss man sich oft immer wieder überwinden, regelmäßig hinzugehen, gerade wenn man merkt, dass es „ans Eingemachte geht", d.h. Probleme oder schwierige Verhaltensweisen besprochen werden müssen und einem nach und nach klar wird, dass man sein Verhalten ändern muss.
2. *Offenheit:* Offenheit ist der Schlüssel zu einer funktionierenden Therapie. Aus Erfahrung wissen wir, dass das gerade bei NSSV oft ein schwieriges Thema ist. Viele Betroffene haben gelernt, dass es besser ist, darüber nicht offen zu reden, weil sie sonst vielleicht negative Konsequenzen erleben (z.B., dass andere Personen sich von ihnen abwenden), oder sie schämen sich, darüber zu reden. Deshalb ist es gut verständlich, wenn Sie als betroffene Person das bisher vielleicht lieber mit sich selbst ausmachen. In der Therapie ist es nun aber ganz anders. Der:die Therapeut:in will von Ihnen alles ganz genau wissen, wie oft und wie Sie sich selbst verletzen, was Ihre Absichten dabei sind, ob die Verletzung medizinisch versorgt werden muss etc. Dies ist vielleicht das erste Mal in Ihrem Leben, dass Sie jemandem so detailliert darüber berichten. Aber Sie können in einem Beratungs- oder Therapiegespräch davon ausgehen (und das ist vielleicht anders als mit anderen Menschen), dass Ihr Gegenüber diese Art von Verhalten und die damit zusammenhängenden Probleme kennt und Ihre Schilderung nicht

zu einer Bewertung bzw. Abwertung Ihrer Person führt. Aber nur, wenn Sie Ihre Verhaltensweisen (also ganz konkret die NSSV) und Ihre Probleme schildern, kann der:die Therapeut:in die Behandlung mit Ihnen gut planen und durchführen. Er:sie wird Sie daher immer wieder zur Offenheit ermuntern und Sie dafür loben.

3. *Bemühen und Ausprobieren:* Therapie bedeutet harte Arbeit, insbesondere wenn man sein Verhalten ändern will, denn in vielen Fällen kann man das über lange Zeit gelernte Verhalten nicht einfach so abstellen. Wenn das so einfach wäre, hätten Sie es bestimmt schon längst getan. Einfacher ist vielleicht die Vorstellung, dass es darum geht, neues Verhalten auszuprobieren, also sich gemeinsam mit dem:der Therapeut:in zu überlegen, was Sie in einer Situation, in der Sie sich vielleicht normalerweise selbst verletzen, stattdessen tun könnten. Vielen Betroffenen fallen manchmal in stressigen Situationen schon gar keine Alternativen zu NSSV mehr ein. Hier wird es darum gehen, sich ganz konkret zu überlegen, welche Fertigkeiten, Hilfestellungen und Unterstützung Sie sonst noch haben (Die haben Sie bestimmt!), um mit den kleinen und großen Schwierigkeiten des Alltags umzugehen. Hier kommen auch die schon genannten Fertigkeiten zur Stress- und Gefühlsregulation ins Spiel. Außerdem kann es auch hilfreich sein, bestimmte Personen, Situationen oder Orte zu meiden, von denen Sie wissen, dass es dort häufig zu Selbstverletzungen kommt. Beispielsweise ist in Situationen, in denen man Drogen oder Alkohol zu sich genommen hat, die Schwelle für NSSV herabgesetzt bzw. leidet die Fähigkeit, eigenes Verhalten zu kontrollieren; dasselbe gilt für dissoziative Zustände.
4. *Umsetzung:* Schließlich kommt irgendwann der Moment, in dem es darum geht, tatsächlich neues Verhalten umzusetzen und gleichzeitig das alte Problemverhalten NSSV sein zu lassen. Es ist normal, Angst vor diesem Moment zu haben, da NSSV schon einige schier unerträglich scheinende Situationen erträglich gemacht hat. Es ist am Anfang ein Kraftakt, sich dem alten Verhalten NSSV zu widersetzen und das neue Verhalten, welches noch unbekannt und ungewohnt ist, anzuwenden – wir nennen die Fertigkeit, die Sie hierfür zur Anwendung bringen müssen „Entgegengesetztes Handeln“. Manchmal fühlt sich das neue Verhalten fast falsch an, so fremdartig und so entgegengesetzt zum bisherigen Verhalten ist es. Aber nur die tatsächliche Umsetzung des neuen Verhaltens führt zu einer tatsächlich langfristigen Veränderung. Die Gehirnforschung hat nämlich gezeigt, dass neu ausgeführtes Verhalten dazu führt, dass neue Nervenbahnen wachsen, die

umso stärker werden, je häufiger Sie das neue Verhalten üben. Nervenbahnen hingegen, die nicht mehr benutzt werden, werden dünner und verkümmern irgendwann. Und irgendwann wird das neue Verhalten dann zum Automatismus und Sie müssen gar nicht mehr darüber nachdenken, ob Sie dieses umsetzen. Also: Legen Sie los, es lohnt sich!

3.4 Was kann ich von einer Behandlung erwarten und muss ich vielleicht etwas in meinem Leben ändern?

Wie in Kapitel 3.2 dargestellt, sind die Erfolgschancen einer Psychotherapie bei nichtsuizidalen Selbstverletzungen gut. Auch wenn Ihnen oder Ihren Angehörigen das zunächst nicht möglich erscheint und viele Betroffene angeben, auf NSSV nicht verzichten zu können, lässt sich durch eine gute Psychotherapie viel erreichen. Oft ist schon das genaue Betrachten der auslösenden und aufrechterhaltenden Bedingungen des selbstverletzenden Verhaltens ein entscheidender Schritt zur Veränderung. Indem Sie besser verstehen, was der tatsächliche Nutzen der NSSV ist, aber auch verstehen, was Sie daran hindert, das selbstverletzende Verhalten trotz all seiner langfristigen Nachteile aufzugeben, können Sie wirkungsvolle neue Strategien entwickeln, um mit den Selbstverletzungen tatsächlich aufzuhören. Um das besser zu verstehen, kann auch das in Kapitel 2 dargestellte Nutzen-und-Barrieren-Modell hilfreich sein.

Wenn man eine psychotherapeutische Behandlung beginnt, geht es immer um Verhaltensänderung und das kann im Falle von NSSV sehr anstrengend sein. Daher ermöglicht eine Psychotherapie beispielsweise die Vermittlung von Fertigkeiten (auch Skills genannt) zur Verbesserung der Stresstoleranz und des zwischenmenschlichen Umgangs. Wie bereits erwähnt, spielt sich NSSV immer auch in einem sozialen Kontext ab, d.h., Mitmenschen können sehr betroffen reagieren, Ihnen Hilfe und Unterstützung anbieten oder sich auch von Ihnen abwenden. Auch wenn Sie vielleicht denken „das geht nur mich etwas an", sollten Sie immer bedenken, dass auch Ihr Umfeld immer mit in Ihr Verhalten einbezogen ist. Daher kann es auch wichtig sein, bei Verhaltensanalysen (siehe Kapitel 3.2) und bei der Verhaltensänderung Ihr soziales Umfeld mit zu berücksichtigen und dieses Umfeld auch in die Therapie mit einzubinden (z.B. in Form von Paar- oder Familiengesprächen).

3.5 Was kann ich selbst tun?

Sollten Sie sich regelmäßig zur Regulation Ihrer Stimmung bzw. Anspannung und/oder als Ausdruck Ihrer Not selbst verletzen, sollten Sie in einem ersten Schritt dieses Verhalten unbedingt ernst nehmen; insbesondere dann, wenn Sie sich schon mindestens dreimal absichtlich selbst verletzt haben. Ein solches Verhalten sollte nicht als Kleinigkeit abgetan werden, denn in der Regel nimmt die Häufigkeit und die Schwere der Selbstverletzung über die Zeit hinweg zu. Viele Betroffene berichten, dass es im Verlauf der Zeit irgendwann nur noch geringe Auslöser gebraucht hat, um selbstverletzendes Verhalten auszulösen. So kam es dann, dass sie sich mit der Zeit sehr häufig selbst verletzt haben.

Im nächsten Schritt sollten Sie aktiv professionelle Hilfe aufsuchen. Erzählen Sie Ihrem:Ihrer Hausärzt:in von Ihrer Selbstverletzung. Alternativ oder zusätzlich können Sie natürlich auch eine Beratungsstelle kontaktieren. Sie können auch direkt (ohne den „Umweg" über Ihren:Ihre Hausärzt:in) Kontakt mit einem:einer Psychotherapeut:in aufnehmen und um ein Erstgespräch bitten. Wenn Sie es als hilfreich erleben, können Sie natürlich auch Ihre Eltern, Ihren:Ihre Partner:in oder Freund:innen informieren. Vielleicht gibt es auch eine andere Vertrauensperson (Lehrkraft, Kolleg:in), an die Sie sich wenden können. Möglicherweise gibt es in Ihrer Stadt oder in der unmittelbaren Umgebung auch das Angebot einer DBT-Fertigkeitengruppe (Skillsgruppe) oder Sie können Zugang zu einer online angebotenen DBT-Fertigkeitengruppen finden. Manchmal ist es schwierig, einen:eine Psychotherapeut:in zu finden, die zeitnah einen Termin anbieten kann. Überlegen Sie in diesem Fall, ob ein Online-Therapieangebot (wie z. B. https://star-projekt.de) eine Alternative sein könnte. Wie in Kapitel 1.4.3 beschrieben, sollten Sie außerhalb von Online-Therapieangeboten vorsichtig damit sein, sich mit anderen Betroffenen online auszutauschen, um nicht Gefahr zu laufen, sich gegenseitig zu triggern.

Grundsätzlich ist es empfehlenswert, alle Gegenstände, mit denen Sie sich typischerweise selbst verletzen, aus Ihrer Umgebung zu entfernen. Beispielsweise sollten Sie keine Rasierklingen, Feuerzeuge etc. daheim haben, wenn Sie diese zur Selbstverletzung nutzen. Dadurch, dass das typische „Werkzeug" zur Selbstverletzung nicht zur Hand ist, können Sie in einer Stresssituation wertvolle Zeit gewinnen, um Alternativen zum selbstverletzenden Verhalten einzuleiten. Sollten Sie sich von diesen Werkzeugen noch nicht befreien können, überlegen Sie, ob Sie den Gegenstand vorübergehend einer anderen Person anvertrauen könnten. Das gilt auch für Gegenstände, die Sie in Ihrem Alltag immer mal wieder benötigen (z. B. Messer). Überlegen Sie zudem, ob es hilfreich sein kann, mit einer Ihnen wichtigen und vertrauten Person eine Vereinbarung zu treffen, z. B. sich eine Woche lang nicht selbst zu verletzen. Vielleicht haben Sie sogar eine Idee, wie Sie sich dafür belohnen können (oder die andere Person Sie dafür belohnen kann).

Generell kann es sehr hilfreich für Sie sein, darauf zu achten, welche Ereignisse Ihrer NSSV vorausgehen und welche nachfolgen. Folgende Fragen könnten Ihnen helfen, das besser herauszufinden.

1. Was passiert, bevor ich mich selbst verletze?
   - Findet die NSSV häufig nach einer Auseinandersetzung mit einer bestimmten Person statt (z. B. Partner:in, Kolleg:in, Eltern)?
   - Findet die NSSV häufig dann statt, wenn ich mich an einem bestimmten Ort aufhalte oder aufgehalten haben (z. B., wenn ich allein zu Hause bin oder von einem stressigen Schul-/Arbeitstag nach Hause komme)?
   - Gibt es im Vorfeld der NSSV bestimmte Gefühle, die gehäuft da sind (z. B. Scham, Wut, Angst, Hilflosigkeit)?
   - Spüre ich schon vor der Selbstverletzung einen Druck oder Drang nach NSSV und falls ja, wie lange vorher kann ich diesen wahrnehmen?
2. Was passiert, nachdem ich mich selbst verletzt habe?
   - Was fühle ich unmittelbar nach der NSSV (z. B. Erleichterung, aber auch Scham)?
   - Was denke ich unmittelbar nach der NSSV (z. B. „Ich habe es wieder nicht geschafft, es sein zu lassen“)?
   - Was spüre ich in meinem Körper nach der NSSV (z. B. den Schmerz der Selbstverletzung und auch das Nachlassen einer körperlichen Anspannung)?
   - Was wollte ich mit der NSSV erreichen (z. B. wieder klar denken können, wieder handlungsfähig sein, Gefühl der Hilflosigkeit loswerden)?
   - Gibt es Personen, die nach der NSSV für mich da sind und sich in einer Art und Weise um mich kümmern, wie sie es normalerweise nicht tun (z. B. mein Partner hört mir zu wie sonst nie)?

Umso besser Sie Ihr selbstverletzendes Verhalten verstehen, desto besser werden Sie in der Lage sein, sich selbst zu helfen und auch Behandler:innen die

Gründe für NSSV mittzuteilen. Sie haben einen Grund, dieses Verhalten auszuführen, sonst würden Sie es nicht tun. NSSV ist immer Ausdruck einer Notsituation. Nehmen Sie diesen Umstand als Anlass, die geeigneten Schritte zur Veränderung Ihrer Situation einzuleiten.

Wenn Sie besser verstanden haben, was die Ursachen für Ihre NSSV sind, können Sie auch darüber nachdenken, was Ihnen helfen würde, das selbstverletzende Verhalten zu reduzieren oder ganz einzustellen. Sollten Sie vor der Selbstverletzung einen sehr hohen Druck wahrnehmen, sich selbst zu verletzen, kann es sinnvoll sein, erst einmal Zeit zu gewinnen. Fragen Sie sich, ob Sie noch klar denken können. Sollte das nicht der Fall sein, ist es hilfreich, Dinge zu machen, die dafür sorgen, dass Ihr Gehirn wieder besser „funktioniert“. Sie können sich Ihr Gehirn in diesem Moment vorstellen wie einen Computer, der so überlastet ist, dass er hängen bleibt und keine Aufgaben mehr ausführen kann. Was dann nur hilft, ist ein kurzer Neustart. Ihrem Gehirn können Sie helfen, diesen Zustand der Überlastung zu beenden, indem Sie – ähnlich wie die Selbstverletzung das auch tut – eine starke Sinnesempfindung auslösen, die einen kurzen Neustart erlaubt. Das kann alles sein, was ein starkes körperliches Gefühl auslöst, aber Ihnen – im Gegensatz zu NSSV – nicht schadet. Zum Beispiel könnten Sie heiß oder kalt duschen oder den Kopf unter kaltes Wasser halten, anstrengende körperliche Aktivitäten ausführen (eine Treppe hochrennen, Liegestütze oder einen Kopfstand machen etc.) oder auf etwas Scharfes oder sehr Saures beißen.

Wenn Sie wieder klar denken können, fragen Sie sich, welche Gefühle gerade da sind. Sie können innerlich das Gefühl benennen (z.B. „Ich bin gerade wütend“) und sich selbst sagen, dass es okay ist, dass das Gefühl gerade da ist, denn Gefühle entstehen nie ohne Grund. Anschließend überprüfen Sie, ob Sie vielleicht sogar das umsetzen können, was Ihnen Ihr Gefühl gerade nahelegt (z.B. bei Wut und Ärger der Person dies mitteilen, bei Angst weglaufen, bei Hilflosigkeit Hilfe holen). Sollte es nicht sinnvoll oder möglich sein, das zu tun, was das Gefühl gerade von Ihnen will (z.B. wäre es bei Wut nicht okay, jemanden anzugreifen), lenken Sie sich mit etwas ab, was Ihre Aufmerksamkeit für eine Zeit lang bindet (z.B. Fernsehen, Computerspiele, soziale Medien, Sport, rausgehen, sich mit jemanden treffen). In der Regel sinkt der Selbstverletzungsdruck nach einer gewissen Zeit ganz von allein wieder ab und vielleicht fallen Ihnen anschließend noch andere Lösungen ein. Zusammengefasst bedeutet das, dass es hilfreich ist, wenn Sie alles machen, was den Druck, sich selbst zu verletzen, reduziert (dazu kann auch zählen, eine schwierige Situation zu verlassen) und alles vermeiden bzw. unterlassen, was den Selbstverletzungsdruck weiter ansteigen lässt (z.B. in Grübelschleifen „hängen“ bleiben, sich selbst beschimpfen, in nicht hilfreichen Situationen verbleiben).

Zusammenfassung: Was kann ich selbst tun?

1. Nehmen Sie Ihre Selbstverletzungen ernst und suchen Sie nach professioneller Hilfe.
2. Entfernen Sie alle typischen Werkzeuge zur Selbstverletzung aus Ihrer Umgebung.
3. Treffen Sie, wenn möglich, mit einer Vertrauensperson die Abmachung, sich für einen bestimmten Zeitraum (z.B. für eine Woche) nicht zu verletzen, und belohnen Sie sich, wenn Sie es geschafft haben.
4. Erforschen Sie, was typischerweise passiert, bevor und nachdem Sie sich selbst verletzen.
5. Wenn Selbstverletzungsdruck aufkommt:
   - Lösen Sie einen starken Sinneseindruck aus, um Ihrem Gehirn einen kurzen „Neustart“ zu erlauben und wieder klar denken zu können.
   - Fragen Sie sich, was Sie gerade fühlen und was das Gefühl von Ihnen will.
   - Wenn möglich und passend, handeln Sie entsprechend Ihrem Gefühl oder lenken Sie sich mit anderen Verhaltensweisen ab.

Anhang

Zitierte Literatur

American Psychiatric Association (APA). (2018). *Diagnostisches und Statistisches Manual Psychischer Störungen – DSM-5®* (deutsche Ausgabe herausgegeben von P. Falkai und H.-U. Wittchen, mitherausgegeben von M. Döpfner et al., 2., korr. Aufl.). Göttingen: Hogrefe.

Bohus, M. & Wolf-Arehult, M. (2018). *Interaktives Skillstraining für Borderline-Patienten* (2. Auflage). Stuttgart: Schattauer.

Weiterführende Literatur

Germer, C. & Neff, K. (2021). *Achtsames Selbstmitgefühl unterrichten*. Freiburg: Arbor.

In-Albon, T., Plener, P., Brunner, R. & Kaess, M. (2015). *Selbstverletzendes Verhalten* (Leitfaden Kinder- und Jugendpsychotherapie). Göttingen: Hogrefe.

Schmahl, C. & Stiglmayr, C. (Hrsg.). (2009). *Selbstverletzendes Verhalten bei Stress-assoziierten Erkrankungen*. Stuttgart: Kohlhammer.

Schmahl, C. & Stiglmayr, C. (2020). *Selbstverletzung*. Göttingen: Hogrefe. https://doi.org/10.1026/02751-000

Hilfreiche Online-Angebote

- https://star-projekt.de
- https://jugend.support/selbstgefaehrdung-sucht/selbstverletzendes-verhalten

Unsere Buchtipps

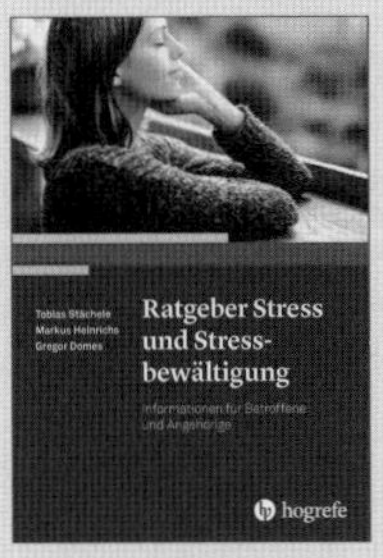

T. Stächele / M. Heinrichs / G. Domes

Ratgeber Stress und Stressbewältigung

Informationen für Betroffene und Angehörige

Reihe: Ratgeber zur Reihe Fortschritte der Psychotherapie, Band 43

Der Ratgeber informiert über das Phänomen Stress und gibt einen Überblick über verschiedene Maßnahmen, die dabei helfen, Stress zu reduzieren und hohe Anforderungen im Alltag und im Beruf gesundheitsförderlich zu bewältigen.

*2020, 103 Seiten, Kleinformat, € 9,95 (DE) / € 10,30 (AT) / CHF 14.50, ISBN 978-3-8017-2824-3**

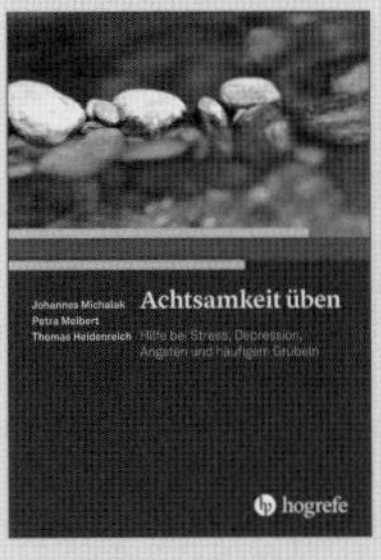

J. Michalak / P. Meibert / T. Heidenreich

Achtsamkeit üben

Hilfe bei Stress, Depression, Ängsten und häufigem Grübeln

Reihe: Ratgeber zur Reihe Fortschritte der Psychotherapie, Band 40

Der Ratgeber informiert darüber, was Achtsamkeit ist, wie sie wirkt und geübt werden kann. Er erläutert den Aufbau verschiedener achtsamkeitsbasierter Therapieprogramme und stellt verschiedene Achtsamkeitsübungen vor.

*2017, 65 Seiten, Kleinformat, € 8,95 (DE) / € 9,20 (AT) / CHF 12.90, ISBN 978-3-8017-2676-8**

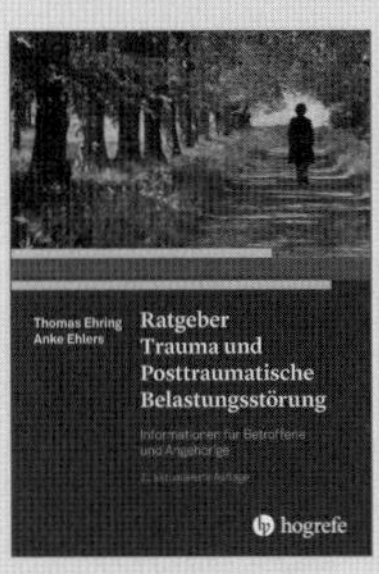

T. Ehring / A. Ehlers

Ratgeber Trauma und Posttraumatische Belastungsstörung

Informationen für Betroffene und Angehörige

Reihe: Ratgeber zur Reihe Fortschritte der Psychotherapie, Band 25

Der Ratgeber beschreibt, wie sich die psychischen Folgen eines Traumas äußern und zeigt auf, welche wirksamen Behandlungsmöglichkeiten es gibt.

*2., aktual. Auflage 2019, 74 Seiten, Kleinformat, € 8,95 (DE) / € 9,20 (AT) / CHF 12.90, ISBN 978-3-8017-2949-3**

**Dieser Titel ist auch als eBook erhältlich.*

www.hogrefe.com

hogrefe

Unsere Buchtipps

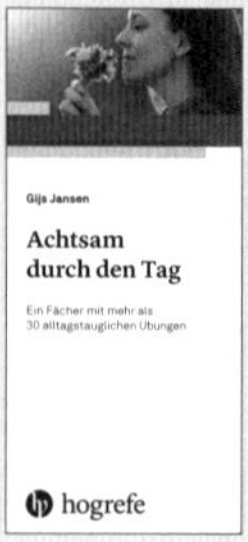

G. Jansen

Achtsam durch den Tag

Ein Fächer mit mehr als 30 alltagstauglichen Übungen

Der Fächer enthält über 30 Achtsamkeitsübungen, mit denen Sie vor allem lernen, Ihre Wahrnehmung zu schärfen und offen zu sein für das, was sich im Hier und Jetzt ereignet. Der Fächer ist ein praktischer Begleiter für alle, die Achtsamkeit praktizieren und sich selbst und ihre Umgebung neu erkunden wollen.

2020, 54 Seiten, Kleinformat, € 16,95 (DE)/€ 17,50 (AT)/ CHF 23.90, ISBN 978-3-8017-3034-5

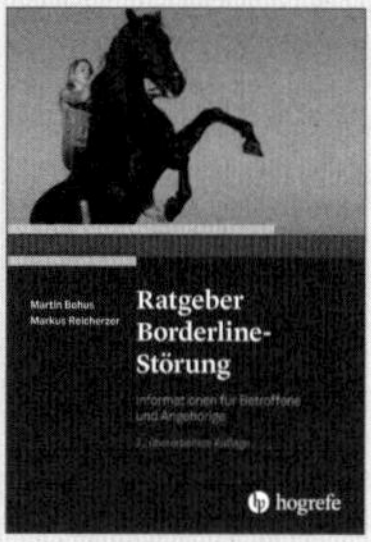

M. Bohus/M. Reicherzer

Ratgeber Borderline-Störung

Informationen für Betroffene und Angehörige

Reihe: Ratgeber zur Reihe Fortschritte der Psychotherapie, Band 24

Der Ratgeber informiert über Merkmale der Borderline-Störung und das aktuelle Wissen zu deren Entstehung. Ziel ist es, Betroffene zu einer wirkungsvollen psychotherapeutischen Behandlung zu ermutigen.

*2., überarb. Auflage 2020, 138 Seiten, Kleinformat, € 14,95 (DE)/€ 15,40 (AT)/ CHF 20.90, ISBN 978-3-8017-2974-5**

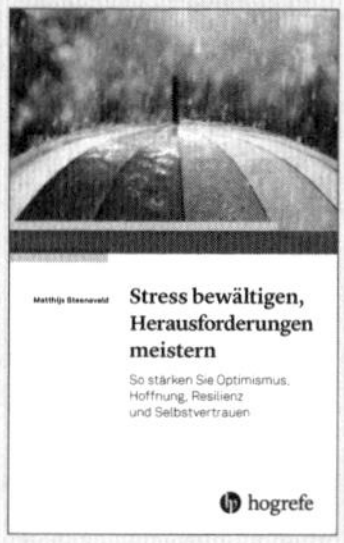

M. Steeneveld

Stress bewältigen, Herausforderungen meistern

So stärken Sie Optimismus, Hoffnung, Resilienz und Selbstvertrauen

Optimismus, Hoffnung, Resilienz und Selbstvertrauen – diese vier positiven Eigenschaften helfen Ihnen, besser mit Stress, Herausforderungen und Rückschlägen umzugehen. Auf Grundlage der Positiven Psychologie und anhand vieler praktischer Übungen unterstützt Sie dieses Buch dabei, diese Ressourcen bei sich zu stärken, um so Probleme leichter anpacken zu können.

*2024, ca. 190 Seiten, Kleinformat, ca. € 24,95 (DE)/ € 25,70 (AT)/CHF 34.50, ISBN 978-3-8017-3229-5**

** Dieser Titel ist auch als eBook erhältlich.*

www.hogrefe.com

hogrefe